체질과 건강

태양인 소양인 태음인 소음인

이의주 · 유정희

집문당

머리말

이 책은 사상의학(체질의학)의 소개서로서 일반 대중 및 한의학 초심자들의 이해를 돕고자 하는 목표 아래 집필하였다. 우리나라에서 사상의학이 탄생한 지 100여 년이 지난 지금 사상의학은 보편성과 과학적 연구의 뒷받침으로 많은 발전을 해 왔다. 또한 질병에 대한 진단 기술의 발달과 건강검진이 보편화되고, 스마트폰 및 인터넷의 접근도가 높아지면서 우리 사회의 질병에 대한 관심이 전문가 수준을 넘어서고 있다. 의학계에서는 유전자 분석을 저비용으로 폭 넓게 분석할 수 있어서 맞춤의학이 Mega trend로 화두가 되고, IT의 발달로 다양한 의료기기가 한의학에 융합되어 새로운 한의학의 시대를 맞이하였다. 최근 사상체질의학이 한국무형문화유산 대표 목록에 등재됨으로써 세계 무형문화유산 등재의 발판이 될 것으로 기대된다. 또한 2009년 7월에 『동의보감』이 유네스코 기록유산으로 등재되면서 우리 한의학의 지적 소유권에 대한 관심이 높아지고 있는데, 다음으로 동무 이제마 선생께서 저술한 『동의수세보원』이 유네스코 기록유산 후보로 거론된다.

이 책의 구성은 다음과 같다. 'Ⅰ. 사상체질의학 소개'에서는 사상의학 역사와 현재를 살펴보았고, 'Ⅱ. 자신의 체질 바로알기'에서는 각 체질의 정의 및 내용을 이해하기 쉽게 설명하였으며, 'Ⅲ. 체질에 따른 생활지혜'에서는 사회적 환경 및 자신의 환경에서 지혜롭게 살아가는 삶의 방식을 소개하였고, 'Ⅳ. 체질에 따른 질병관리'에서는 체질별 질병조건 및 치료조건을 제시하였으며, 'Ⅴ. 체질에 따른 소아건강법'에서는 체질별 육아법을 제시하여 우리 아이들의 건강을 위한 가이드를 하였다. 또한 책의 말미에는 부록으로 자가 체질진단법, 체질별 운동요법, 체질에 따른 식품분류, 체질에 따른 당뇨식단을 소개하였다.

저자는 대학 강의를 통해 미래의 한의학자 혹은 한의사에게 논문과 전문서적을 통해 전문 지식을 전달하는 학문적 의무가 있다. 더하여 다른 분야의 전공 대학생 및 지식인과 일반인을 대상으로 특강, 칼럼 등을 통해 실생활에 응용하여 건강을 지키도록 할 사회적 의무도 있다. 이 책이 쉽게 읽혀져서 사상의학의 문턱을 낮추고 생활 속에서 건강을 지키고 실생활에 적용되는 보탬이 되길 기대한다.

2012년 1월

경희대학교 한방병원 연구실에서

저자 대표 이의주

이제마 선생이 떠난 지 100여 년이 지난 지금

2002년 음력 9월 21일은 동무東武 이제마李濟馬(1837 ~ 1900) 선생이 타계한 지 꼭 102년이 된다. 1990년 이른바 '오링테스트'와 함께 사상의학은 선풍적인 인기를 끌었고, 최근 TV드라마 '태양인 이제마'가 방영되면서 다시 세인들의 관심을 모으고 있다.

지난 10여 년 동안 변화된 것이 있다면 '체질은 곧 한의학의 사상체질(태양인, 소양인, 태음인, 소음인)이다'라고 국민들이 인지하게 되었다는 사실이다.

보통 사상의학에 관심을 갖게 되는 것은 '자신의 체질이 무엇일까?' '어떻

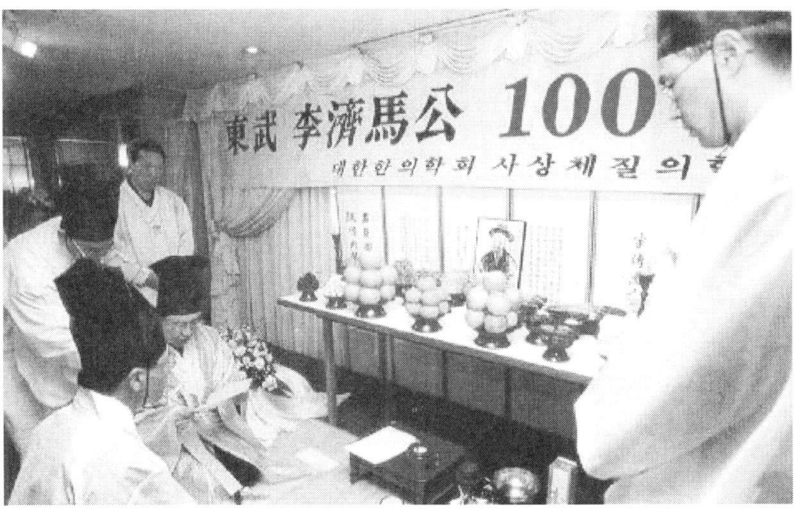

동무 이제마의 서거 100주년 추모식

게 하면 체질을 개선하여 건강하게 살 수 있을까?'라는 궁금증 때문일 것이다. 그리하여 자신의 체질에 관심을 갖고 약간의 정보를 통하여 정확하지는 않을지라도 한두 가지의 체질일 가능성을 가지고 있다고 생각할 것이다. 혹자는 체질에 대한 불신을 가지고 있을 수 있으나 그것은 당연한 일일지도 모른다. 아직 객관적인 체질진단 marker가 발견되지 못했기 때문이다. 그리하여 현재까지 형태학적 검사 및 혈액검사 등을 시도하고 있다. 최근에는 눈부신 생명공학의 발전으로 유전자검사를 통하여 문제의 실마리를 찾으려 많은 학자들이 연구하고 있는 실정이므로 향후 좋은 성과가 있으리라 기대된다.

현재로서는, '내게는 소고기가 맞고, 돼지고기는 해롭다'는 식의 식생활 정도에만 국한하여 적용하는 학문으로 비추어지는 것이 안타까울 뿐이다. 물론 질병을 예방하고 관리하는 데 있어 식생활 조정은 필수적이다. 더욱이 질병에 체질까지 고려한다면 더욱 그러하다. 그러나 동무공의 체질학은 이것만이 전부가 아니다.

동무공은 그의 일생 동안 '인간이란 무엇인가?' '성인과 보통 사람의 차이가 왜 있는 것일까?' '같은 질병임에도 사람마다 차이나는 경과과정이 있는 것일까?' '특정 질환이 잘 생기는 사람이 있는데, 이는 왜 그런 것일까?' 등의 궁금증을 해결하기 위하여 유학자로서 또한 의학자로서 평생을 연구하여 마침내 『격치고格致藁』와 『동의수세보원東醫壽世保元』을 지음으로써 사상의학을 제창한 것이다.

동무공의 학문은 사상체질을 바탕으로 한 '인간학'과 '체질의학'으로 귀결된다.

'인간학'은 도덕적으로 완성된 인간을 추구하는 것이 목적이다. 그러나 인간이 처한 환경(인사人事)인 나 자신의 요소(我)와 타인과의 요소(非我)에서 체질별로 각기 다른 항심恒心과 심욕心慾으로 인하여 도덕적으로 미흡한 인간이 된다. 따라서 동무공은 정신적・도덕적 문제를 제기함으로써 나 자신의 문제에는 정기正己의 패러다임을 설정하여 해결방안을 제시하고 타인과의 문제에는 지인知人의 패러다임을 설정하여 해결방안을 제시하였다.

'체질의학'은 의학적으로 건강한 인간을 추구하는 것이 목적이다. 그러나 인간에게는 장부대소의 차이가 있어 체질별로 각기 다른 생리와 병리과정이 있음을 제기하였다. 따라서 동무공은 의학적 문제를 제기함으로써 체질별 질병원인, 질병과정, 질병치료, 질병예방에 대하여 구체적으로 해결방안을 제시하였다.

이러한 동무공의 인간학과 체질의학은 누구나 알기 쉽게 설명되어있으며, 이로써 일반인들이 실용적으로 활용할 수 있기를 원했다. 그리하여 동무공은 그의 저서『동의수세보원』에서 "만 호가 되는 읍에서 한 사람이 그릇을 만들면 그릇이 부족할 것이고, 백 호가 되는 촌에서 한 사람이 의원 일을 하면 사람을 구함이 부족할 것이다. 반드시 널리 의학을 전하고 발전시켜서 집집마다 의학을 알게 하고 사람마다 병리를 알게 한 연후에야 세상을 장수하게 하고 백성을 보전할 수 있게 할 것이다"[1]라고 역설하였다. 즉 모든 사람이 자기 몸과 마음을 제대로 알아서 건강한 삶을 영위하고, 질병이 있을 때에는 스스로 건강을 보존할 수 있는 세상의 밑그림을 그린 것이다.

동무공이 떠난 지 100여 년이 지난 지금, 그의 영향은 우리 사회에 깊이 관여하고 있다. 따라서 그의 학문인 '인간학'과 '체질의학'을 이해하고, 실제생활에 응용하여 건강한 삶을 영위할 수 있어야 할 것이다. 그렇게 하기 위해서는 폭넓게 지식을 취하는 자세가 필요하다. 결국에는 동무공이 원하는 세계를 공감하게 됨으로써 이 학문이 얼마나 소중하고 앞으로도 꾸준히 연구해야 할 가치가 있는 것인가를 이해할 것이다.

1. 萬室之邑 一人陶則器不足也, 百家之村 一人醫則活人不足也, 必廣明醫學 家家知醫 人人知病然後 可以壽世保元. ≪동의수세보원 · 사상인변증론≫

이에 저자는 사상의학을 쉽게 이해하여 실용적으로 활용할 수 있기를 바라며, 올바른 사상의학의 정착을 위하여 그 동안 대중매체(TV, 라디오, 신문, 잡지 등)에 기고했던 글과 논문 등을 모아 이와 같이 책으로 묶어 보았다. 저자의 경험이 부족하고 학식이 아직 미천하므로 동무공의 학문에 누가 되지는 않을까 스스로 반성하며 집필에 임했다. 비록 부족하지만 동무공의 학문원리를 근거로 생활 속에서, 강의실에서, 진료실에서 저자의 평소 생각을 정리하여 논한 것이다. 따라서 많은 사람이 이 책을 통하여 사상의학에 쉽게 접근하고 국민의학, 나아가 한국한의학으로서 자리매김하는 데 초석이 되었으면 한다.

목 차

III. 체질에 따른 생활지혜

IV. 체질에 따른 질병관리

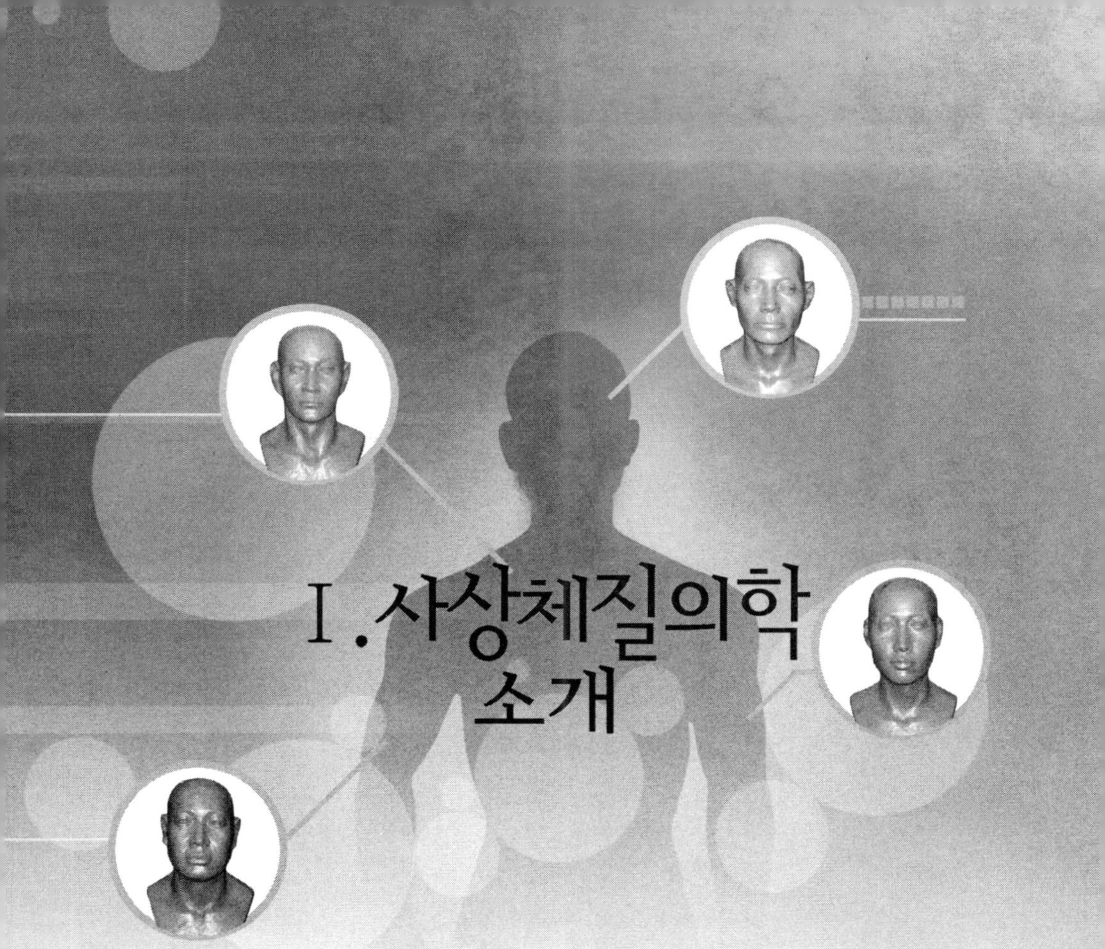

Ⅰ. 사상체질의학 소개

1. 18세기 후반의 서양 : 의학 혁명

사회적 격동은 흔히 제반 학문 분야에서의 변혁을 이끌어 내는 촉매로 작용하곤 한다. 이런 경향은 의학 분야에서도 예외가 아니다. 서양의학의 경우 18세기 말엽에서부터 19세기 초까지 – 혁명과 전쟁의 시대 – 프랑스에서 비로소 그 근대성을 획득하고 이전의 의학과 구별되는 과학적 의학으로 거듭나게 되는 것을 볼 수 있다.

18세기까지의 고전의학은 해부병리학적으로 질병의 원인을 파헤치는 근대의학과 달리, 일련의 연관된 증상들을 분류하는 방법으로 증후군을 파악하였다. 그리고 이들은 외부에서 침입한 발병 요인이 아니라 주로 신체 내부에서 발생한 균형의 실조에 기인하는 것으로 해석하는 의학이었다. 또한 철학과의 분화가 완전히 이루어지지 않은 상태였다는 점에서 서양의 고전의학은 세계 여러 지역의 전통 의학과 상당히 유사한 점이 많은 의학이었다고 할 수 있다.

그러나 18세기 후반 세기의 전환기에 발생한 정치적 혁명은 의학의 오래된 제도와 기반을 뒤흔들며 보다 근대적인 의학으로의 변화를 강요했다. 또한 혁명에 뒤따른 전쟁은 의학에 몇 가지 중대한 변화를 가져왔다. 극한의 환경인 전쟁터에서 검증되지 않은 의학 지식의 다수는 비효율적인 것으로 드러났으며, 외과의사에 비해 사회적으로 우위를 점하고 있었던 내과의사들의 의료 기술은 외과의사들의 기술보다 전쟁터에서의 실제 효용이 떨어졌다. 압도적인 유행병, 외상과 열악한 의료 환경에의 도전은 의사들이 고답적이고 사색적인 의학이론을 버리고 보다 간단하고 직접적이며 외과적인 접근법을 채택하지 않을 수 없었다. 따라서 내과학과 외과학의 재결합이 촉진되었고, 질병의 원인이 체액의 불균형이 아닌 국소의 염증, 종양, 궤양이라고 보는 해부병리학적 관점이 일반화되었다.

한편 18세기 후반의 프랑스 사회는 혁명과 전쟁 외에도 산업혁명과 도시화를 통해 상업자본주의 체제로 이행하는 과정 속에서 발생하는 사회 문제 및 공중위생 문제에 직면하고 있었으므로 이 시기는 임상의학뿐만 아니라 위생의학의 근대성 확립에 있어서도 중요한 시기로 평가된다.

2. 19세기의 조선: 기근과 전염병, 민란의 시대

19세기의 조선 사회는 그 구성원들이 기근과 전염병에 의해 거의 항구적으로 위협을 받고 있던 사회였다. 전체 인구의 70% 이상이 식생활과 세금을 충당하기에도 부족한 토지를 소유하고 있었던 영세 빈농들이었다. 대략 현종 연간에서 철종 연간에 이르기까지 심각한 기근으로 정부에 파악되고 있었던 것이 52회에 이르니, 200여 년 동안 무려 52회의 기근에 대한 대책을 중앙정부에서 세워야만 했던 것이다. 이 기근이 매우 심각하게 전개되었던 때가 18세기 말엽 19세기 전반기의 사회로서, 조선후기의 기록을 보면 100년 만의 기근이라고 하는 말들이 걸핏하면 등장하고 있다. 전국적인 규모의 기근도 있었지만 각 지역에서 국지적으로 전개된 기근 때문에 중앙정부에서는 거의 3년이나 4년 마다(평균 3.6년) 기근에 대한 대책을 세워야만 했다. 기근의 참상은 처절한 것이어서 기근을 당하여 流民이 되어서 떠돌아 다니기 거추장스러우니 어린애를 버리고 가는데 7, 8세 정도 된 아이는 쫓아오지 못하도록 나무에 붙들어 매고 도망가는 기록들이 도처에서 나오고 있을 정도이다. 또한 기근이 들었을 때 자신의 자식들을 잡아먹은 기록까지 있다.

조선후기의 전염병으로서 가장 맹위를 떨쳤던 병은 대략 콜레라로 추정된다. 일본과 중국의 콜레라 발생 기록과 우리나라에서 대규모 전염병이 일어난 기록이 거의 일치하고 있으며, 그 전염병의 전파 경로도 의주나 동래를 통해서 남행하거나 북행하는 양상을 보이기 때문이다.

현종에서 철종에 이르는 기간 동안, 10만 명 이상이 한 해 동안 전염병으로 사망한 사례가 모두 6차례에 달하고 있다. 10만 명 이하의 사망자를 낸 전염병의 경우도 60여 차례에 달한다. 1821년 콜레라의 유행에 관해서는 전국에서 수십만 명이 사망했다는 기록이 남아 있다. 이 수십만 명이라는 수치는 결코 수사적인 표현이 아니라 실제적인 표현이었던 것으로 추정되는데, 이런 과정에서 온 가족이 죽는 예뿐만 아니라 온 마을이 다 죽고 마을 전체가 비는 예조차 있었다.

이와 같이 혹독한 기근과 전염병에 부패하고 타락한 관료들에 의한 삼정의 문란까지 겹쳐 민중들의 삶의 곤궁함과 비참함은 극도에 달하였고, 따라서 19세기 전반은 '민란의 시대'로 불리울 만큼 잦은 민란으로 점철되었다.

3. 유의儒醫

유의儒醫란 양반 출신으로 의학을 연구하던 사람들을 일컫는 용어로서, 조선 후기인 18세기 이후 그 수가 크게 증가하게 된다. 이전에 의학 분야는 중인들의 학문 분야로서 격이 낮은 학문으로 취급되었던 것이나, 조선 후기에 들어서는 양반들이 의학 연구에 끼어들었던 것이다.

이런 현상에 대해서는 조선 후기 양반제 사회가 붕괴되어가는 과정에서 신분 강등을 강요당한 몰락한 양반들이 호구지책으로 의업을 택했다는 설명도 있다. 그러나, 이는 부분적 설명일 뿐 기근과 전염병으로 백성들이 1년에 10만 명 이상씩 죽어가는 상황에서의 인간 구제에 대한 절실한 필요가 양반들을 종전에 중인의 학문으로 천대받던 의학 분야에 과감하게 투신하도록 만든 커다란 동기로 작용했다고 추정된다.

정약용(1762-1836)[1]이 『마과회통麻科會通』과 같은 저술을 통하여 종두법[2]을 소

---

1. 정약용은 당시의 실학을 집대성한 조선 후기의 대표적인 실학자 중 한 명이다. 호는 다산(茶山)·삼미(三眉)·여유당(與猶堂) … 등이다. 그는 1789년(정조 13) 문과에 급제하여 벼슬이 부승지까지 이르렀다. 조선 후기의 실학자로서 당시의 새로운 학문인 서학에 관심을 가졌으며 1792년 홍문관 수찬으로있을 때는 거중기를 제작하여 수원성의 축조에 이용하기도 했다. 《경세유표(經世遺表)》, 《마과회통(麻科會通)》, 《목민심서(牧民心書)》… 등 광대한 책을 펴낸 저술가이며 정치, 경제 등 제도 개혁을 주장하기도 했다.

2. E.제너는 인공면역방법으로 종두법(種痘法)을 창안하여 면역학의 기초를 이룩하였다. 종두법은 지석영(池錫永)에 의해 한국에 소개되었고 천연두는 지구상에서 사라졌다(WHO 공포). 국가에서는 치명적인 질병을 법정전염병으로 정해 예방접종을 실시하고 있다.

개한 것도 이와 같은 맥락에서 볼 수 있을 것이다. 정약용과 같은 지식인이 의학에 대해서 관심을 가질 수밖에 없었던 것은 그의 양심 때문이 아니었겠는가. 이제마가 의학에 관심을 기울이게 된 것 또한 이와 동일한 맥락으로 이해할 수 있다.

4. 이제마

이제마李濟馬(1837-1900)는 조선 말기 사람으로 19세기 전반기에 태어나 20세기가 막 시작될 무렵 세상을 떠났다. 그는 '민란의 시대'로 불리우는 19세기 전반기를 살았고, 개항을 전후한 격변기의 사회를 헤쳐 나갔던 인물이다.

이제마李濟馬의 자字는 무평懋平 또는 자명子明이고, 호는 동무東武, 초휘初諱는 제마濟馬, 이름은 섭운燮雲 또는 섭진燮晋이라 한다. 전주이씨로 조선 태조 이성계의 고조인 목조穆祖의 둘째아들인 안원대군安原大君의 19대손으로 할아버지는 충원忠源이고, 아버지는 반오攀五로 진사를 지냈다. 이제마는 1837년(憲宗3年, 丁酉年) 음 3월19일 함경도 함흥에서 반오攀五의 서자庶子로 태어났다.

이제마의 탄생에 관해 전해지는 일화가 있다. 그의 아버지인 이진사반오가 어느 날 술에 취해 주막에서 묵게 되었다. 이 주막에는 늙은 주모가 과년한 딸 하나를 데리고 살았는데 인물이 박색일 뿐만 아니라 본래 사람됨이 변변치 않아 시집보낼 생각조차 못하던 중이었다. 이에 주모가 이진사의 방에 딸을 들여보내 하루를 묵게 했다고 한다. 이런 일이 있은 지 열 달이 지난 어느 날 할아버지 충원공忠原公이 제주도에서 가져온 용마를 얻는 꿈을 꾸었을 때, 어떤 여인이 강보에 싸인 아기를 안고 집으로 들어 왔다 하여 아기 이름을 제마濟馬로 지었다고 한다.

양반 사회 질서의 붕괴 덕택이라고 해도 좋겠지만, 다행히도 이제마는 가문의 어엿한 일원으로서 부족함이 없는 교육을 받고 일신의 영달뿐 아니라 철학 및 의학 분야에 있어서의 독창적인 업적들을 남길 수 있게 되었다. 의학 분야에 있어서 그가 이루어낸 위대한 업적은 바로 사상의학四象醫學 즉 체질의학이다.

관직

이제마는 무관武官으로 관직생활을 하였다. 39세(1875) 때 무과武科에 등용되고 무위도통사武衛都統使 김기석金箕錫의 천거로 40세(1876)에 무위별선武衛別選 군관軍官으로 입위入衛하여 무위장武威將을 거쳐, 50세(1886)에 진해현감鎭海縣監에 제수되었고 54세(1890)에 체임상경遞任上京하였다.

그 후 을미사변乙未事變이 일어난 이듬해 즉 1896년(丙申年) 강원도 평강진 소모군관召募軍官이었던 최문란崔文煥이란 자가 일으킨 혼란을 진압한 공로로 정3품正三品 통정대부通政大夫 선유위원宣諭委員에 제수되고 이듬해(1897, 丁酉年) 고원군수高原郡守로 임명되었다가 일년 후에 모든 관직에서 물러났다.

장년기 이후로는 평소 경기京畿 한남산漢南山 또는 한북산漢北山에 있다가 1895년(乙未年)에 모친의 병환으로 하향下鄕하였고, 만년晩年에는 함흥 만세교萬歲橋 근처에서 보원국保元局이라는 한의국韓醫局을 경영했다.

학문

이제마는 천품이 쾌활하고 용감하였으며 어려서 할아버지의 깊은 사랑을 받았다고 전해진다. 그는 7세 때부터 백부 직장공直長公 밑에서 글을 배웠는데 타고난 총명성을 바탕으로 경서經書를 통독하고 역경易經에도 밝았다. 특히 무예를 좋아하였는데 장차 커서 훌륭한 장수가 되겠다는 야심과 함께 후에 자신이 동국東國의 무인武人이란 뜻에서 스스로 호를 동무東武라 지었다.

13세에 가출을 하여 각지를 다니면서 견문을 넓혔다. 청년기에 그는 만주와 러시아를 여행하였고, 의주 부호 홍씨의 만권서萬卷書를 열람하며 새로운 문물을 접하였다. 그리고 30세를 전후하여 함흥에서 정평으로 가는 객사에서 운암芸菴 한석지韓錫地(1709-1803)[1]의 『명선록明善錄』을 보고 큰 감명을 받은 듯하다.

이제마는 『격치고格致藁』[2]라는 책을 통하여 자신의 철학적 견해를 나타내었다. 그 내용은 「유략儒略」, 「반성잠反省箴」, 「독행편獨行篇」의 3권으로 구성되어 있다. 「유략儒略」은 44세(1880 庚辰)부터 53세(1889 己丑)까지 저술하였는데, 그 내용은 기존의 유학을 사상(事心身物)이라는 독창적인 시각에서 재해석하였다. 「독행편獨行篇」은 46세(1882 壬午)에 저술하였는데, 그 내용은 이제마의 주요한 이론인 '지인정기知人正己'의 하나인 '지인知人'을 제시하였다. 「반성잠反省箴」은 57세(1893 癸巳)에 저술하였는데, 그 내용은 이제마의 주요한 이론인 '지인정기知人正己'의 수단으로 '지인知人'을 제시하였다.

이제마의 학문은 유학儒學의 사상유형적四象類型的 재해석에 따른 '지인정기知人正己'의 사상思想이라고 할 수 있다. 이것은 의학에서 '치심치병治心治病', '치심양생治心養生'의 기초가 된다.

그외에 광제설廣濟說과 제중신편濟衆新編은 양생의 교훈을 가르치는 서적이다. 최근 발견된 『동무유고東武遺藁』는 동무의 글과 후인들의 동무에 대한 추록

1. 한석지는 자가 평중이고 호는 운암이다. 사마시에 올랐고 벼슬은 참봉을 하였으며, 79세에 『명선록』을 저술하였다. 이 책은 이제마가 아니면 세상에 알려지지도 않았을 책이다. 한석지가 죽은 지 약 70-80년이 지난 어느해 이제마는 나이 30대 중반으로 함흥에서 정평으로 가던 길이었다. 날이 저물어 어느 주막에 들어갔는데 흙벽에 벽지로 붙여진 글귀가 놀랄 만한 내용들이었다. 그래서 주인을 찾아 책의 저자에 대해 얘기를 듣고 손수 베낀 것이 바로 『명선록』이다. 동무선생은 생전에 제자들에게 "운암은 조선의 제일인자"라고 여러 번 말했으며, 운암의 묘소를 찾아 제사를 지냈다고 한다.

2. 이제마의 사상철학을 소개한 대표적 책이다. 그의 사상철학은 이 책을 통하여 대자연현상과 인간사회에 적용되었다. 『동의수세보원』과 더불어 대표적 저서에 해당된다.

이 들어있다.

의학

이제마는 평소 열격병噎膈病과 해역병解㑊病의 신병身病이 있어 의학에 관심을 가지게 되었고, 앞 사람의 저술을 읽다가 우연히 사상인四象人을 발견하였다고 하였다. 그런 그에게 의학이나 유학에 있어 특별한 스승을 확인하기는 어렵다.

다만 『동의수세보원東醫壽世保元』을 근거로 하면 39세 때 소양인에게 육미탕六味湯과 백호탕白虎湯을 투여한 치험례가 있으나 아직 의학 경험이 미숙한 상태이며, 이후 점차 사상의학의 체계를 확립한다. 『격치고格致藁 · 독행편獨行篇』에서 심욕心慾을 분별하여 지인知人에 대한 인식이 이루어지고 있는 것을 볼 때 체질적 지인론知人論에 따른 사상체질의학의 정립은 그 이후에 이루어 졌다고 볼 수 있다.

『동의수세보원醫壽世保元』은 57세(1893 癸巳)에 저술하기 시작하여 58세(1894 甲午)에 완성하였다. 그 후 의학의 경험과 이론을 보완하여 63세(1899 己亥)부터 64세(1900 庚子)까지 개초改草하였다. 이 책은 사상체질의학의 원전으로 사상인(太陽人·少陽人·太陰人·少陰人)의 생리 및 병리, 질병 및 치료, 양생 등을 서술하고 있다.

한편, 최근에는 『동의수세보원사상초본권東醫壽世保元四象草本卷』[3]도 이제마의 저술로 생각되며, 의학적 가치가 높이 평가되어 활발히 연구중이다.

3. 저자는 미상이나 서술내용 및 원리 등이 이제마의 저작으로 추정된다. 『동의수세보원』을 만들기 전에 저술된 것으로 추정된다. 이제마의 이론과 양생 등이 소개되어 있고, 사상인의 초기 미완성 처방 등이 소개되어 있다.

5. 사상체질의학

사상체질의학이란 사상인四象人의 생리와 병리 및 약리를 밝히는 의학으로, 동무 이제마가 1894년 저술한 『동의수세보원東醫壽世保元』을 원전으로 한다.

이제마의 의학이 일반적으로 사상의학이라고 불리는 것은 그의 의학체계가 사상철학四象哲學에 기초하고 있기 때문이다. 이제마의 사상철학은 조선 사상사의 맥락에서 볼 때 매우 독자적인 성격을 지닌 철학이다. 이는 사회적·사상적으로 일대 격동을 겪고 있던 19세기의 조선에서, 지도 이념으로서의 성리학의 영향력이 감소하고 혼란을 수습할 새로운 전망을 필요로 하던 상황에서 하나의 대안으로서 형성된 것으로, 비록 유학적 인식방법이기는 하나 성리학의 신유학과는 다른 새로운 철학적 방법이다.

이제마는 사상의학의 원전인 『동의수세보원』을 저술하기에 앞서 철학서인 『격치고格致藁』를 먼저 저술했으며, 의학서인 『동의수세보원』 내에서도 「생명론性命論」과 「사단론四端論」 등의 기초 이론과 관련된 장들을 자신의 독자적 철학 이론으로 채우고 있다. 또한 사상의학은 도가적인 음양오행 및 경락학설을 기초이론으로 하지 않고 사상철학에 기초하여 사상인을 정의하고 생리·병리·치료·양생을 설명하고 있다.

이제마는 의학의 연원에 관한 논고에서 자신이 기존 의학을 섭렵하는 과정에서 새로운 의학 이론을 발견하게 되었음을 밝히고 있으며, 자신의 의학이론을 형성하는 데 특히 영향을 미친 인물 및 서적들을 언급하고 있다.

이렇게 언급된 사항들을 살펴보는 일은 사상의학의 특징을 파악하는 데 도움이 된다. 먼저 이제마가 의학을 최초로 부흥시킨 인물로 높이 평가하는 사람은 '장중경張仲景(150-219)'이다.

장중경은 '상한론傷寒論'의 저자로 유명한 인물이며 『상한론』은 『황제내경黃帝內經』과 함께 한의학 전통의 큰 두 줄기 흐름 중 하나를 형성하는 중요한 저서이다. 황제내경적 의학은 질병의 원인을 주로 섭생의 잘못으로 야기된 자연과의 부조화 및 내적 균형의 실조로 보았고, 이에 대한 예방 및 해결책으로 역시 섭생을 강조한 이론적・철학적인 면에 치우친 의학이다. 반면 상한론적 의학은 구체적인 증상에 대한 면밀한 관찰을 토대로 병에 걸린 인간을 어떻게 치료하느냐에 주된 관심을 쏟았으며 실제적인 치료의 방법으로 한약 처방을 제시하는 실증의학적인 특징을 지니고 있다.

이제마가 내경의학 보다는 상한의학을 바탕으로 삼아서 자기 의학의 성격을 규정하고 있다는 사실은, 사상의학이 비록 철학과 밀접하게 연관되어 있지만 실제 질병을 치료하는 것을 주요 목표로 삼는 실증적인 임상의학이라는 특성을 반영하는 것이다. 이러한 특성 때문에 많은 한의사들은 『동의수세보원』의 연구를 철학적 기초 이론보다는 주로 병리나 약리와 관련된 임상적인 부분에 많은 관심과 연구가 활발한 경향을 보인다.

『상한론』에서 시작된 실증의학적 전통을 발전시키거나 효과적인 한약 처방의 연구에 기여한 인물들과 서적들이 의학의 연원에 관한 논고에서 뒤이어 언급되고 있다. 또한 이제마가 약물을 연구하는 데 참고한 서적들의 저자들도 언급된다. 그리고 우리에게 익히 알려진 유명한 『동의보감東醫寶鑑』과 그 저자인 '허준許浚(1539-1615)'이 뒤이어 등장한다.

6.『동의보감』의 영향

이제마는 의학의 연원에 관한 논고에서 허준이『동의보감』을 저술한 것을 의학 발전 단계 중의 부흥기로 평가하고 있으며, 한의학에 대한 허준의 기여가『상한론』을 저술한 장중경과 같은 반열에 있는 것으로 높이 평가하고 있다.

실제 이제마는『동의수세보원』을 저술하면서『동의보감』의 조문을 주요하게 참고하여 이용하였으며, 새로운 의학 이론을 형성하는 데도 일정 부분 도움을 받았다.

이제마는『동의수세보원』에서 자신의 독창적인 사상의학적 이론으로 질병의 유형을 설명하는데 대다수의 조문을『동의보감』에서 참고하여 인용하였다. 그런 다음 각가들의 이론을 비판하고 동시에 새로운 의학을 제시하였다.

『동의보감』의 예방의학적 측면도『동의수세보원』에 도입되었는데, 도가적 양생론 이외에 유가 사상을 바탕으로 하는 윤리적 사회인의 양생론도 중요하게 다루고 있다.

7. 사상의학의 특징

사상체질의학과 기존의학과의 차이점을 비교하면 질병을 치료하는 과정 및 치료관에서 차이를 보이며 그 차이점은 다음과 같다.

첫째, 사상체질의학은 차등적 반응의학差等的 反應醫學이다

이제까지 인체는 똑같다는 전제하에서 의학이 나왔다. 그러나 사상체질의학에서는 태양인 · 소양인 · 태음인 · 소음인의 사상인은 육체적 장기의 기능 차이뿐만 아니라 사회생활 속에서 적응하는 지행知行의 기능이 다르다. 그리하여 질병도 체질마다 다르고 질병을 치료하는 약藥 역시 다르다고 보았다. 또한 약을 복용했을 때 나타나는 반응도 체질마다 다르므로, 병病을 보는 방법도 당연히 체질마다 다르다고 한다.

둘째, 사상체질의학은 자율적 조절의학自律的 調節醫學이다

이것은 아주 중요한 것인데, 적절한 처방으로 투약만 했다고 해서 병이 낫는 것이 아니라, 그 사람이 어떻게 받아들이는가를 보아가면서 약을 사용하라는 것으로, 비록 적은 양의 약이라도 이를 잘 받아들이는 사람이 있다. 예를 들면 양인(陽人 : 태양인 · 소양인)은 약을 조금만 써도 변화가 크지만 음인(陰人 : 태음인 · 소음인)은 약을 오래 써줘야 한다. 즉, 병 나는 것도 제 성질 대로 나서 양인은 병이 났다 하면 갑자기 병이 커지고 악화되는데, 음인(陰人)은 병이 조금씩 나면서 천천히 악화된다. 그러니까 병을 다루는 입장에서도 이 점을 감안하여 각 사람의 약에 대한 반응을 보면서 투약해야 한다.

서양의학은 원인제거 의학이다. 예를 들면 폐렴에 걸리면 폐렴의 원인균을 죽이는 항생제를 투여하여 질병을 치료하는 의학이다. 이에 비해 동양의학은 환경조성 의학이다. 세균은 거기에 그냥 놔두고, 균과 사람을 더불어 살게 만들면서 그 균이 점차 없어지게끔 하는 환경조성 의학이다. 즉, 증(證 : 병의 양상)을 응용하다 보면 균은 죽는다. 그런데 사상의학은 한 걸음 나아가 증證을 응용하되 체질마다 독특하게 나타나는 증을 이용하는 의학이다. 즉, 자율적 조절의 학이며 체질적 증치의학證治醫學이다.

셋째, 사상체질의학은 마음을 다스려서 병을 고치는 치심치병治心治病 의학이다

이전에 '질병은 외부조건(세균, 기후조건, 외상 등)과 내부조건(음식섭생의 이상, 불적절한 성생활 등)이 인체에 영향을 주어 생기는 것이다'라고 인식하여 왔다. 그리고 감정과 욕심에 의해서 병이 발생한다고 인식하였으나 그 비중은 그다지 크지 않았다. 그러나 이제마는 성정의 차이에서 장부의 대소가 결정되어 체질이 다르게 된다고 하였다. 그리고 출생 이후에도 마음(성정)의 안정 정도에 따라 질병발생의 주요 원인으로 지적하였다. 따라서 마음(성정)의 조절은 체질적 질병발생의 원인제거, 질병치료, 질병예방에도 중요한 관건이 된다고 주장하였다. 즉, 감정과 욕심은 체질마다 각기 다른 경향성이 있으므로, 각 체질마다 조절해야할 마음 역시 다르다고 보고 있다.

8. 사상체질의학의 어제와 오늘

이제마는 철학자이자 의학자의 입장에서 19세기 격동의 시기에 사상의학이라는 새로운 의학사상과 철학사상을 제시했다. 이것은 과거 조선을 지배해 오던 철학에 그 연원을 두면서도, 급변하는 현실에 대응하여 의학을 통한 현실세계와의 긴밀한 결합을 꾀하려는 의미있는 시도였다.

피폐해 가는 민심을 되돌리고 순화시키며 산골의 촌부에서부터 조정의 관리들에 이르기까지 마음의 건강을 추구할 수 있는 방향을 제시하는 것과 기근과 전염병으로 쓰러져 가는 사람들을 구제하기 위한 실제적인 수단을 강구하는 것이 이제마가 철학과 의학에서 동시에 추구한 단 하나의 목표였을 것이다. 그의 노력은 1894년 『동의수세보원』의 형태로 결실을 맺었으며, 이제마는 이후 임상경험을 축적하여 1900년까지 개초改抄작업을 계속하였다.

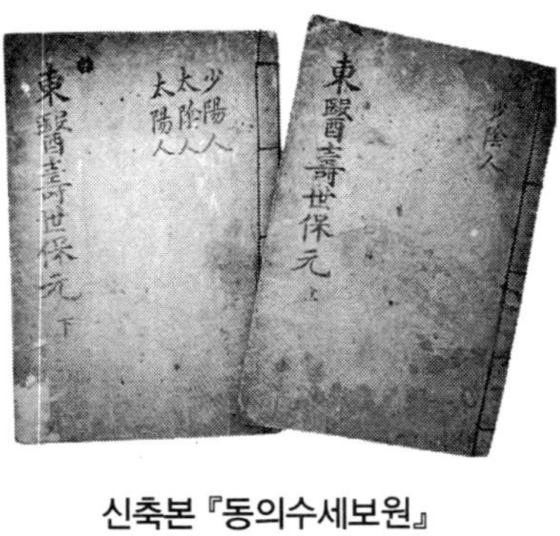

신축본 『동의수세보원』

동무가 사망한 후에는 그의 문도들(栗洞契)에 의해 1901년에 처음으로 구본(1894년에 처음 쓴 동의수세보원)과 신본(1900년에 수정완성한 동의수세보원)을 합한 『동의수세보원(신축본 4권 2책)』을 인쇄하여 출판하였다. 1941년에는 보원계保元契에서 모든 조문에 현토懸吐를 달고, 부록에 빠진 처방을 소개한 『동의수

일제시대 『동의수세보원』 증간

	초판본	재판본	3판본	4판본	5판본	6판본	7판본
판 사항	목활자본	연인본	신연활자본	신연활자본	신연활자본	연인본	석판본
발행자	율동계	최면갑상점	김용준	김용준	김용준	한병무 등	한두정
책 형태	상하 2책	상하 2책	1책	1책	1책	1책	1책
크기(㎝)	29.3×19.4	24.2×15.8	22.2×15.2	22.2×15.2	22.0×15.2	18.2×12.8	25.8×18.7
발행지	함흥군	함흥	경성	경성	경성	북평(북경)	함흥
발행소	율동계	고경필약포 김중서상점 이증모상점	보급서관	보급서관	박문서관	사상변증의 학연구사	김중서방
발행일자	1901. 6	1911. 9	1913. 7. 20	1914. 2. 28	1921. 7. 10	1936. 12. 25	1941. 4. 10
쪽수	상책 128 하책 130	상책 134 하책 130	본문 125	서문 4 본문 104	서문 2 본문 142	226	192

출전 : 『사상체질의학회 40년사』, 한미의학, 2010.

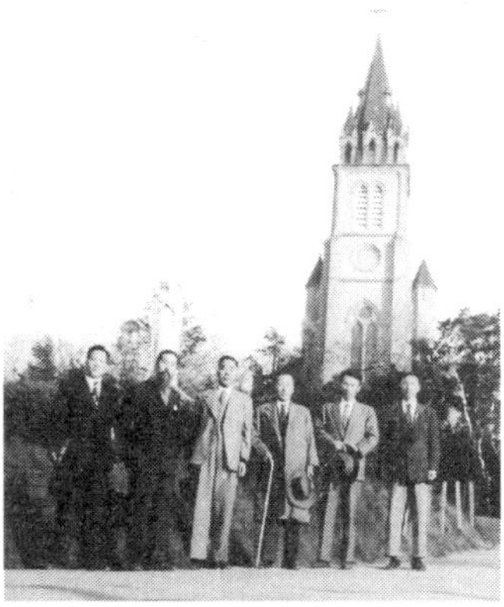

1950년대 명동성당에서 이현재 회장 (좌측에 두 번째)과 박석언 선생(오른쪽)

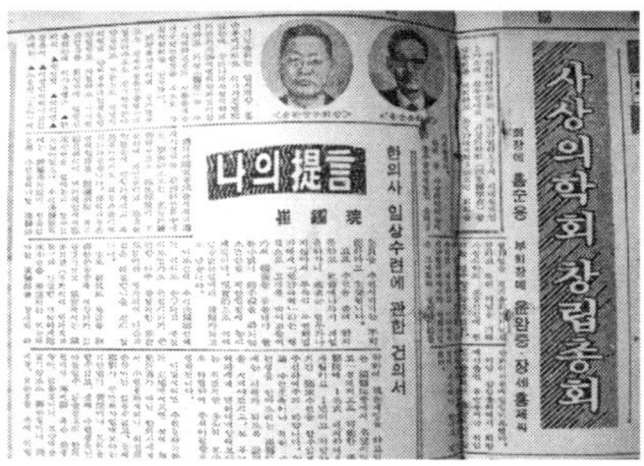

사상의학회 창립

한의사협보 1970년 5월 30일 발행, 학회 창립총회 관련기사

세보원(7판본)』을 간행했다. 1945년에는 최승달崔承達, 이현재李賢在 등을 중심으로 사상연구원四象硏究院을 결성하여 활동하였다. 1952년 이현재는 사상의학보급회를 조직하여 사상체질의학을 보급하는데 헌신하였다. 또 1970년에는 홍순용洪淳用 등을 중심으로 사상의학회四象醫學會가 창립되어 사상체질의학에 대한 연구가 본격적으로 시작되었다. 이후 1975년 대한한의학회大韓韓醫學會로

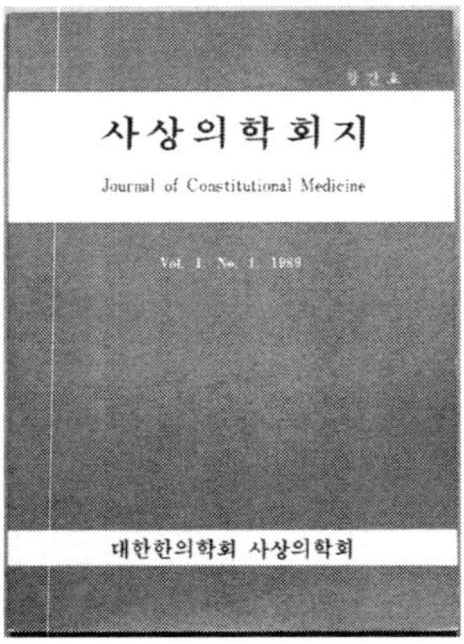

사상의학회지 창간호(1989)

흡수되어 대한한의학회 산하의 사상의학회가 되었고, 1979년부터 매년 정기총회 및 학술발표대회를 정기적으로 개최하고 있다. 사상체질의학회는 1989년부터 사상의학의 원리 · 침 · 약물 · 처방 · 양생 · 실험 등의 논문을 모아 『사상체질의학회지』를 발간하기 시작하여 지금은 매년 4회 발간하고 있으며 오늘날에 이르기까지 대학 · 연구원 · 임상가와 더불어 사상체질의학 연구의 중심이 되고 있다.

(사상체질의학회 홈페이지 ; http://www.esasang.com)
(『사상체질의학회 40년사』, 한미의학, 2010)

9. 마음의 의학 · 윤리의 의학

현재 눈부시게 발달한 서양의학은 유전자 수준에서 인간의 생로병사에 접근하는 단계에 이르렀다. 최신의 의학적 성과가 아니더라도 이제마의 시대에 이미 서양의학은 당시 조선을 휩쓸던 콜레라, 태어나는 아이들의 반 이상을 죽이던 천연두에 대처할 수 있는 능력이 있었다는 점에서 예나 지금이나 사상의학에 대해 우월한 점이 있는 것은 마찬가지이다.

고전의학의 근대의학으로의 변화과정에서 18세기 말까지 철학과 결합되어 있던 서양의학은 최초로 철학과 결별했으며 이후 다시 예전과 같이 긴밀히 결합하는 일은 없었다. 윤리적 고찰이 과학적 관찰이나 과학적 사고와 무관하다는 점에서 일견 이러한 경향은 올바른 것이며, 초기 과학적 의학의 발전 과정에서는 필요불가결한 과정이었다고 판단할 수도 있다.

그러나 인간은 육체와 정신의 결합으로 이루어진 존재로서 인간을 다루는 의학은 궁극적으로 인간의 육체뿐 아니라 정신적 측면까지 포괄해야만 하며, 사회에서 구체화된 인간의 가치 체계 역시 예외가 될 수 없다. 정신적 측면에 대한 포괄은 또한 육체적 측면과의 긴밀한 결합을 필요로 하며 이것은 현재의 정신 의학처럼 인간의 뇌에만 주의를 기울이는 연구 방식에서 앞으로 더 나아가야만 하는 것이다.

인간 사회가 발전하면 윤리와 도덕이 발현한다. 윤리와 도덕이 발현하는 단계의 인간은 그것을 발현하게 하는 특성이 있으며, 이러한 특성은 유전자 못지않게 인간의 정신적・육체적 상태에 영향을 미치는 중요한 요소인 것이다.

따라서 근대 과학과 결합하기 위해 철학과 유리되었던 서양의학은 그 미비점을 보완하기 위해 다시 인간의 마음과의 재결합, 철학 및 윤리와의 재결합을 시도해야 할 필요가 있다. 반면 이러한 측면, 즉 마음과 몸의 긴밀한 결합에 관한 윤리적 의학 이론이라는 점에서 사상의학은 서양의학이 잃어버린 통찰의 일부를 아직까지 상실하지 않고 있는 것이다.

그러나 이러한 장점은 현대 어휘 및 제반 과학 분야와의 괴리 및 관련 연구의 부족으로 현재 충분히 이해되지 못하는 실정이다. 세간에 사상의학에 관한 관심은 높으나 대체로 식이요법을 비롯한 신체 양생법에 관심이 집중되는 것이 좋은 예이다. 사상의학의 장점을 발전시키고 세련시키기 위한 진지한 연구와 사상의학을 바로 알리기 위한 적극적인 노력이 필요하다.

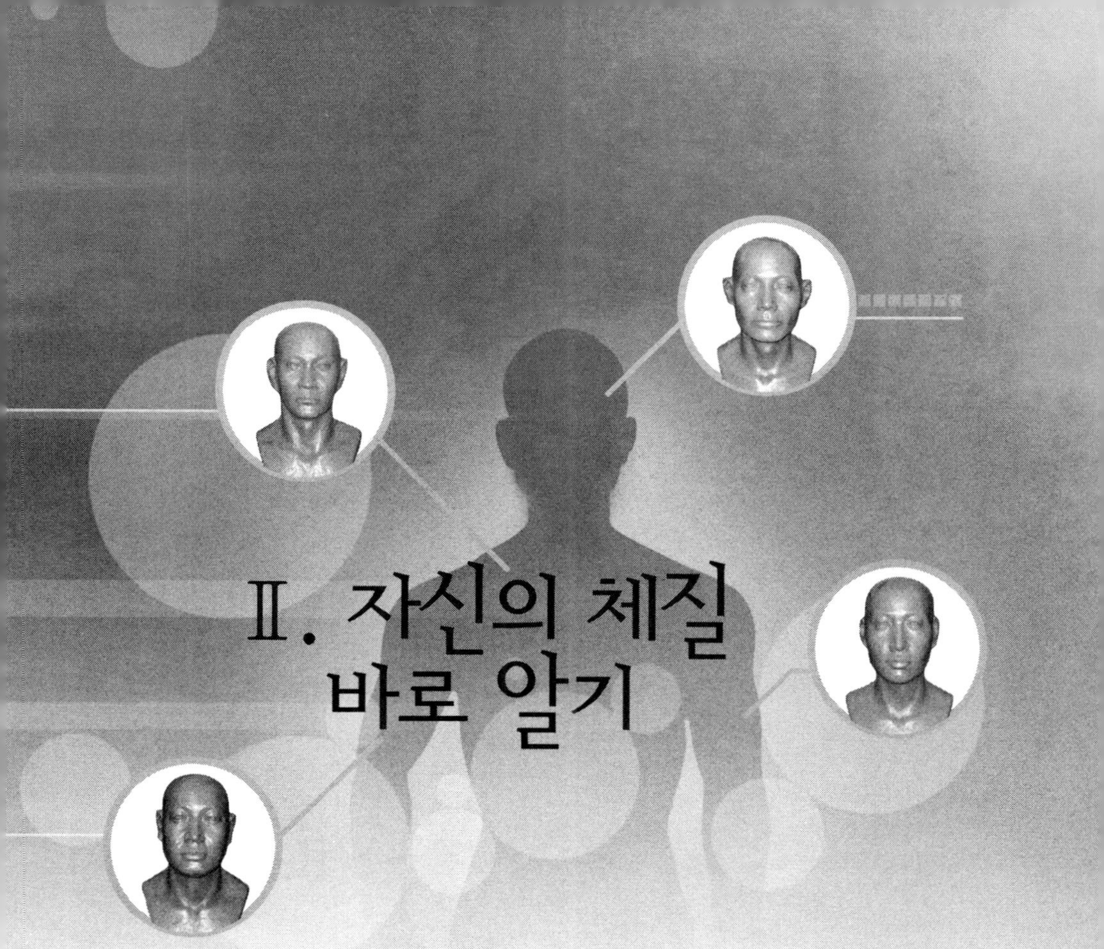

Ⅱ. 자신의 체질 바로 알기

1. '체질' 바로 알자

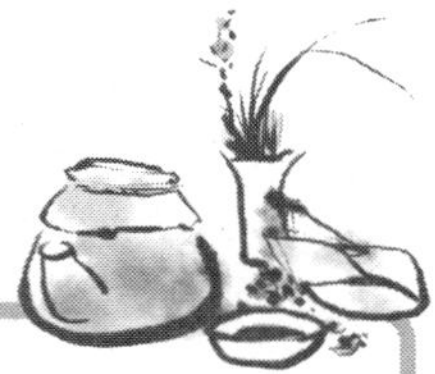

▶ 체질이란 형체에
▶ 동서양의 체질에 대한 연구
▶ 체질을 연구하는 한의학 분야가 사상의학

우리는 흔히 「체질」이란 단어를 혼동하여 사용하고 있다. 여기에서는 '특이 체질', '알레르기 체질'이라 하고, 저기에서는 '태음인', '소양인', '허약 체질'이라 하는 등, 도무지 일반 사람들은 이해하기 어려우나, 그러면서도 친근한 단어임에는 틀림이 없는 것 같다.

여기에서 우리는 체질에 대한 개념을 이해하고 저마다 달리 사용하고 있는 체질의 기준이 무엇인지 짚고 넘어가야 할 것 같다.

체질이란 '형체에 기능을 결부시킨 것으로 유전적 체질의 형성요소와 생활환경적 요소가 합치되어 형성되는 것'으로 정의할 수 있다.

체질 개념에 대해 학자들은 자신의 학문 분야에 따라 다소 견해를 달리하고 있다. 체질은 동서양을 막론하고 현대에 이르기까지 깊은 관심을 받으며 연구되고 있는 의학의 한 부분이다.

먼저 서양의학에서는 히포크라테스가 '4체액설'이라는 인체의 구성요소를 언급하면서 체질에 대한 연구가 시작되었다. 그 후 Galenus는 '4기질설'로 기질유형에 따라 체질을 언급하였으며, Kretschmer는 정신신체의학적 관점에

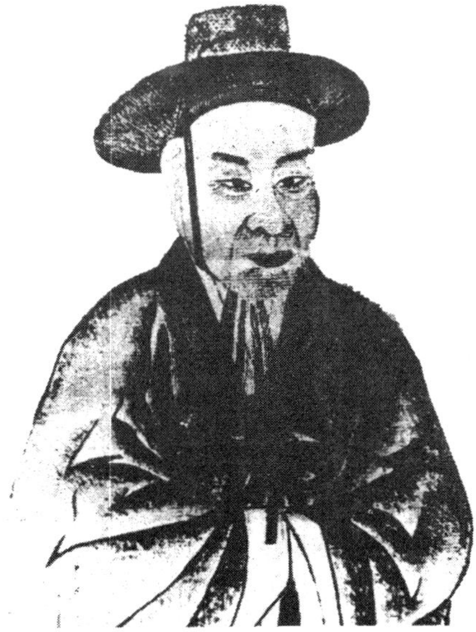

동무 이제마

서 인간을 '3대 유형'으로 구분하였고, Jung은 심리학적 유형론을 연구하였다. 최근 면역학적인 분야에서 알레르기의 유형에 따라 Ⅰ~Ⅴ형으로 구분하여 임상에 적용하고 있다.

한편, 동양의학에서는 동양의학의 최고 경전인 『황제내경黃帝內經』이라는 책의 「오태인론五態人論」을 효시로, 조선조 이제마(호 : 동무東武)의 『동의수세보원』에서 '사상의학'이라는 체질론이 현재 임상에서 활용되고 있다.

그러나 현대에 이르러 서양의학에서는 정신의학적 측면에서 기질에 따른 분류, 면역학적 측면에서 나누는 분류가 체질이라기보다는 유형type을 구분하는 정도로 일부 남아 있다. 한편 동양의학에서는 육체적 특징과 정신적 특징을 포함한 이제마의 사상의학에 따른 체질constitution이 임상에 적용되고 있다.

여기에서는 한방에서 사용되고 있는 체질에 대해 살펴보기로 하자. 동무 이제마 선생은 인간을 네 가지 체질(태양인 · 소양인 · 태음인 · 소음인)로 구분하여 각각 육체적 · 정신적 특징에 따른, 각기 다른 생리와 병리 및 양생방법을 제시하였다. 이러한 네 가지 체질을 연구하는 한의학의 분야를 사상의학이라고 한다.

필자는 순수 한국한의학인 사상의학의 기준에 의해 사상체질(태양인 · 소양인 · 태음인 · 소음인)에 따른 체질의 육체적 · 정신적 특징과 생활양생, 그리고 질병에 따른 건강관리 등을 살펴보기로 하겠다.

2. 나의 체질은?

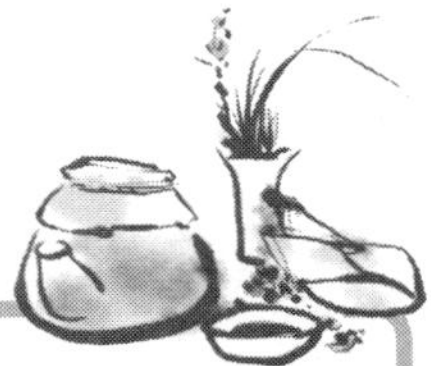

▶ 체질은 한번 정해지면 그만
▶ 부족하면 보충하고, 넘치면 덜어내어 체질개선
▶ 겉(身 : 몸)을 보고 구분
▶ 속(心 : 마음)을 보고 구분
▶ 병증을 보고 구분

병원에서 진료하다 보면 "교수님, 제 체질 좀 바꾸어 주세요." 하는 환자를 흔히 볼 수 있다.

사상의학의 이론에 의하면 체질은 한번 정해지면 그만이다. 그것은 각 체질별로 운영되는 생리와 병리가 서로 다른 차원에서 적용되는 것이다. 이와 같이 체질불변體質不變의 원칙이 적용된다.

그러나 체질의 불균형상태를 조정할 수는 있다. 즉 부족한 것은 보충해 주고 넘치는 것은 덜어내 주는 조정을 '체질개선'이라 한다. 이러한 전제하에서 체질을 구별해야 혼돈이 없을 것이다.

나의 체질을 살펴보는 방법은 세 가지이다.

첫째로, 겉(身 : 몸)을 보고 구별하는 방법이다. 여기에서 겉이라고 하는 것은 의모, 즉 용모와 체형을 말한다. 예를 우리가 들어 과일을 살 때 사과인지, 귤인지, 수박인지를 모양과 색으로 쉽게 식별할 수 있다. 그것은 우리가 각 과일의

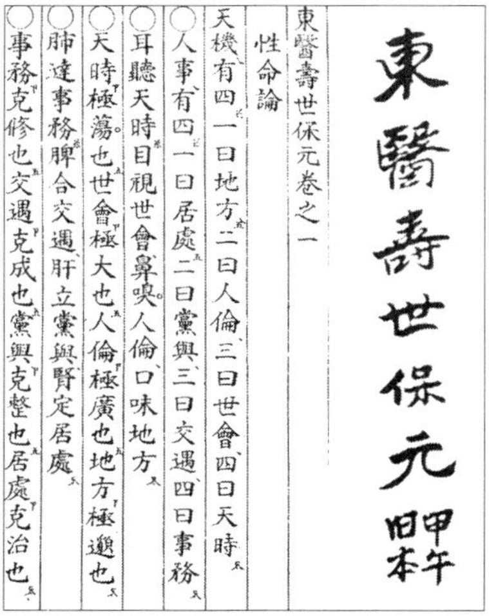

東醫壽世保元 甲午舊本

東醫壽世保元卷之一

性命論

天機有四 一曰地方 二曰人倫 三曰世會 四曰天時

○人事有四 一曰居處 二曰黨與 三曰交遇 四曰事務

○耳聽天時 目視世會 鼻嗅人倫 口味地方

○天時極蕩也 世會極大也 人倫極廣也 地方極邈也

○肺達事務 脾合交遇 肝立黨與 腎定居處

○事務克修也 交遇克成也 黨與克整也 居處克治也

『동의수세보원』

겉모양을 잘 알고 있기 때문이다. 사상체질은 기본적인 체형이 있어 누구나 쉽게 자기 체질에 대해 판단할 수 있다.

둘째로, 속(心 : 마음)을 보고 구별하는 방법이다. 속이라고 하는 것은 심성, 즉 성질과 재간, 항심恒心(항상 가지고 있는 마음), 심욕心慾(욕심) 등을 말한다. 예를 들어 우리가 사과나 귤이나 수박이나 겉을 모른다고 하더라도 먹어보면 맛과 향으로 그것이 무엇인지를 알 수 있는 것과 비슷하다. 사상체질에도 체질마다 특유의 성격적인 특징이 있어 체질 구분에서 대단히 중요하게 취급하고 있다.

셋째로, 병증을 보고 체질을 구별하는 방법이다. 병증이라고 하는 것은 평소 건강할 때의 생리적 증상(체질증, 體質證)과 보통의 병세(대병, 大病)와 위중한 병세(중병, 重病)를 말한다. 이것은 체질별로 생리적 조건에 각각 차이가 있기 때문인데, 질병에 걸렸을 때 각기 독특한 증상을 나타낸다. 그러나 세 번째 방법은 전문적인 지식이 요구되는 것인 만큼 일반인이 이용하기에는 어려움이 따른다.

체질 구분에는 위의 세 가지 방법, 즉 겉(身 : 몸), 속(心 : 마음), 병증(체질증, 대병, 중병)을 살펴 체질을 구분하는 것이 주요한 지표에 해당된다. 그러나 동양의학에서는 어떤 대상이나 현상을 관찰할 때에 전체 속에서 부분을 이해하고 부분은 전체의 범위에서 이해하여야 한다. 따라서 어느 한 가지 지표만으로는 판단이 충분하지 않기 때문에 세 가지 방법을 종합적으로 판단하는 것이 좋다.

오늘날에도 체질 진단의 기본은 외모, 심성, 병증이다. 환자의 얼굴형태나

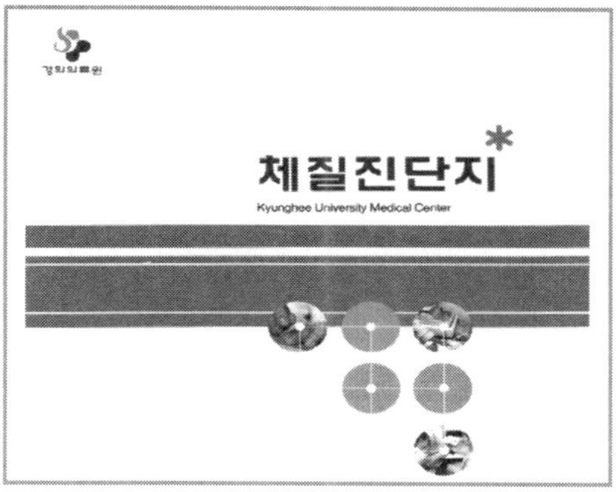

체질진단지

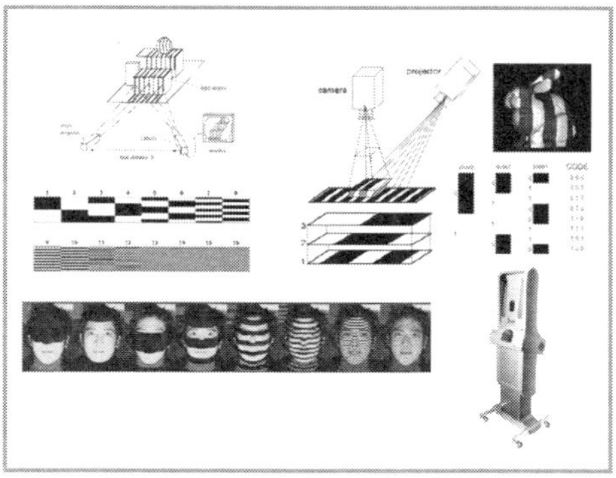

사상체질의 안면 분석

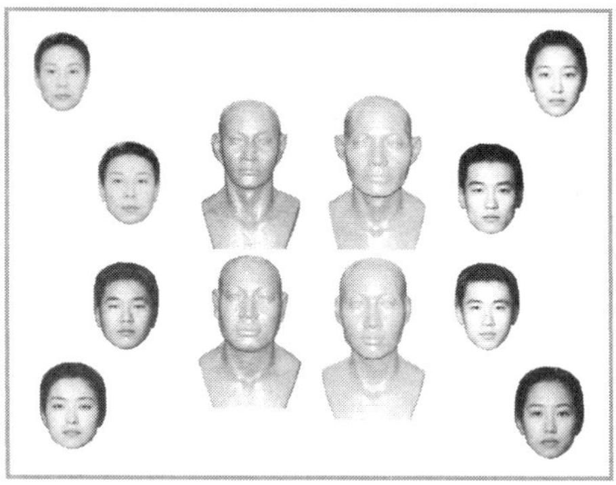

사상체질의 표준 얼굴

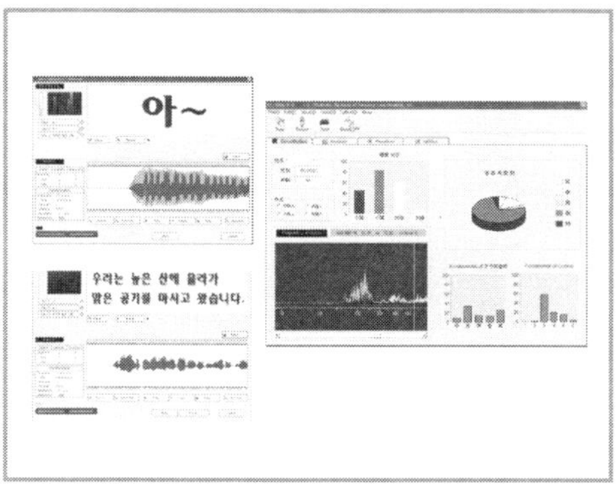

사상체질의 음성 분석

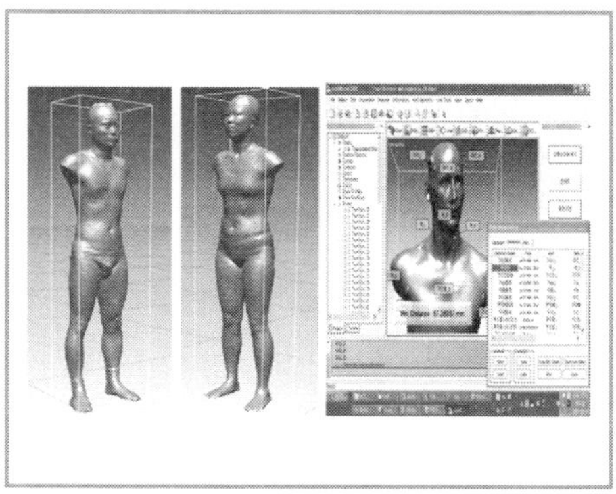

사상체질의 체형 분석

사상체질분석법

몸자세를 먼저 살피고, 설문지(체질진단지)를 통해 환자의 생활습관이나 성격을 파악한 다음, 문진으로 병력이나 가족력을 따져 환자의 체질을 진단하고, 약물과 침 등의 반응도를 점검하여 최종적으로 진단하는 것이 일반적이다. 그러나 이것만으로는 체질 진단의 객관성이 여전히 부족하다. 이에 따라 학회 및 대학 등을 중심으로 지난 10여 년 동안 체질 진단의 객관적 지표를 개발하기 위해 노력해 왔다. 처음에는 머리형태나 유방 또는 장골크기 등 형태학적인 특징을 갖고 체질을 유형화하려는 시도가 있었다. 열 대사와 조혈 및 면역계 이론을 이용한 시도가 있었고, 디지털계측기를 이용한 두면부의 형태를 계량화하는 작업 등이 시행되었다. 또한 최근에는 눈부시게 발전하는 생명공학기술에 힘입어 유전자칩을 이용해서 체질을 진단하려는 시도가 큰 기대를 모으고 있다.

3. 태양인은 어떤 사람인가?

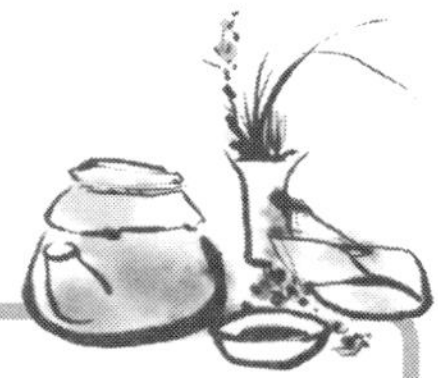

▶ 상초(가슴 윗부분)는 넘치고, 중 · 하초(허리부분)는 부족하다

동무(이제마 선생의 호)에게 15세 된 처녀가 찾아왔는데 코피를 자주 쏟는다고 하였다. 이리저리 물어보고 피부를 만져보아도 도무지 체질을 구분하기가 어려웠다고 한다. 그래서 선생은 그 처녀를 데리고 5리나 되는 길을 걷게 하며 걸음걸이와 행동을 살핀 뒤에 그 처녀가 태양인임을 알았다고 한다. 그런 다음에 코피가 나오거든 갈대뿌리를 달여 먹으라고 하였고, 시집을 가더라도 자식이 귀할 것이라고 일러 주었다고 한다.

이제마 선생 자신도 체질 구분이 쉽지 않아 고민하였으며, 자세한 관찰을 통해 그 체질의 특성을 유추한 흔적이 있다.

태양인은 전체 약 0.3%에 해당할 만큼 그 수가 적어 감별하는 데에 어려움이 더욱 많다. 그러나 태양인의 가장 큰 특징은 상초(두부 및 가슴 윗부분)가 발달하고, 중하초(옆구리 및 허리부분)는 빈약하다는 것이다.

겉(身 : 몸)을 보고 구분하여 보자

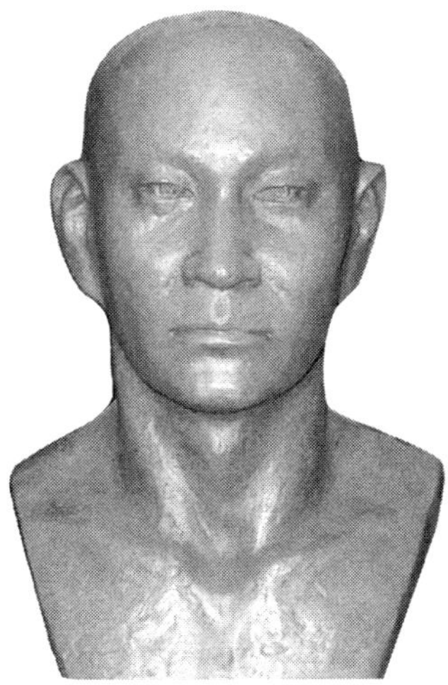

태양인

용모[1]는 이목구비가 반듯하다. 이마가 넓고, 콧마루가 높고, 귀가 크다. 특히 눈에 정기가 있는 것이 특징이다. 체형은 머리가 크고, 목덜미는 굵다. 어깨와 등이 넓고, 옆구리가 짧고 허리가 가늘다. 엉덩이가 작고 다리가 위축되어 서 있는 자세가 안정되어 보이지 않고 오래 걷거나 서 있기에 힘이 든다.

태양인 여자는 몸이 건강하고 튼튼해 보이지만 허리부위(中 · 下焦)의 연관 장기인 자궁의 기능이 약하여 임신하기 어려운 경우가 많다.

속(心 : 마음)을 보고 구분하여 보자

이것은 여러 부문에서 나타나는데, 성질재간(재능, 소질, 장단점), 항심(항상 마음속에 자리잡고 있는 것), 성격(성기, 정기), 심욕(마음을 다스리지 못해 드러나는 욕심) 등에서 살펴볼 수 있다.

성질재간

소통疏通을 잘하는 장점이 있고 과단성이 있다. 그리하여 태양인은 마음이 진실하고 성실하여 타인의 착하고 악한 것(善惡)을 쉽게 파악하는 경향이 있다.

---

1. 이 책에서 소개되는 사상인의 흉상은 경희대학교 한의과대학 사상체질교실, 서울교대 미술교육학과 조용진 교수, 전 세명대학교 한의과대학 홍석철 교수 등이 공동으로 연구하여 제작한 것이다.

재간은 교우交遇에 능하여 사회적 관계에 유능하다. 처음보는 상대방을 어려워하거나 꺼려하지 않고 인간관계에 적극성이 있어서 남과 쉽게 교통을 한다. 그러나 친한 사람과 무리를 짓지는 않는다. 또한 다른 사람이 자신을 속일 경우 분노를 참지 못한다.

항심

급박지심急迫之心이 있다. 즉, 조급성을 가리키는 것이다. 이것은 욕심낸 것을 매번 얻지 못하여 생기게 된다. 그리하여 마음먹은 대로 안 되면 전전긍긍하며 불안해 한다. 태양인은 급박지심을 자제해야 간혈肝血이 부드러워진다고 하였는데, 태양인이 생활과 일을 잘할 때는 이 조급성을 자제하고 여유가 있을 때이다. 반면 무언가 지나치고 무리할 때는 이 항심이 드러나서 일이나 건강을 그르치고 만다.

성격

외적 성격(性氣 : 타인을 대하는 마음가짐)은 항상 앞으로 나아가려고만 하고 물러서려 하지 않는다. 그리하여 모든 일의 인과관계를 분명히 따지고, 완벽하게 처리해야만 한다. 이것이 지나치면 완벽주의자가 되며, 정신적으로 강박증에 시달리게 된다.

내적 성격(情氣 : 본인 스스로를 위한 마음가짐)은 항상 수컷이 되려고 하지 암컷이 되려고 하지 않는다고 하였으니, 용맹하고 적극적인 성격으로서 남성적인 성격만 고스란히 있고 여성스러운 면모가 결핍된다는 것이다. 그리하여 다른 사람의 방식을 인정하지 못하고, 항상 1등이어야 한다. 이것이 지나치면 아래의 심욕 상태에 이르게 된다.

심욕

방종지심放縱之心이 있다. 수컷이려고만 하고 여성스러움을 갖지 않으려 하는 마음이 너무 지나치면, 자기 멋대로 하려는 마음이 생기게 된다. 항상 나아가려고만 하고 되돌아 생각해 볼 줄도 모르고, 저돌적인 반면 후퇴할 줄도 모르게 되며, 강한 대신 부드러움이 없게 되는데, 이러한 상태가 심해지면 방종한 마음이 생겨 제멋대로만 하려 한다. 이런 상태가 되면 주위에서는 누구도 간섭하기를 꺼리게 된다. 이것이 지나치면 독선과 고집만을 앞세워 생활하게 된다.

이와 같이 태양인은 좋게 얘기하면 과단성 있는 지도자형이고, 나쁘게 얘기하면 독재자형이라고 할 수 있다.

병증을 살펴보고 구분하여 보자

완실무병完實無病(건강한 상태), 대병大病(보통의 병세), 중병重病(위중한 병세)의 순으로 살피면 다음과 같다.

태양인이 건강하고 병이 없는 상태를 완실무병이라고 하는데 소변량이 충분하고 잘 나오는 경우에 해당된다.

보통의 병세로 대병이 있다. 비록 8-9일 동안 대변불통이라 하더라도 소변에 이상이 없으면 가볍게 여겨도 된다. 그러나 입에서 침이나 거품이 자주 나오는 상태라면 치료를 받아야 한다.

더욱 위중한 병세로 중병이 있다. 상초의 넘침으로 인한 병증인 열격증과 반위증이 있고, 중하초의 부족으로 인한 병증인 해역증이 있다. 열격은 음식물을 삼키기가 어렵거나 식도 연하작용이 원활하지 않아 이내 토하는 증상이고, 반위는 삼킨 음식이 위장에 들어가기는 하지만 일정 시간이 지나면 토해내는 증상이다. 해역은 마비나 통증 등 감각장애는 없지만 다리에 힘이 없어 보행이 불편한 상태이다.

따라서 태양인에게 흔한 질병은 크게 세 가지로 요약된다. 첫째는 위와 식

고질환이다. 음식물을 삼키기가 어렵거나 식도 연하작용이 원활하지 않아 이내 토하는 증상이다. 입에서 침이나 거품이 자주 나오는 경우가 해당된다. 둘째는 허리질환이다. 마비나 통증 등 감각장애는 없지만 다리에 힘이 없어 보행이 불편한 상태이다. 셋째는 불면이다. 불안, 초조, 우울 등의 정신증상과 함께 불면증이 온다.

보통 태양인은 평상시에 거의 잔병 없이 건강한 경우가 대부분이다. 그리하여 병원과는 거의 인연이 없는 사람이라 할 수 있다. 그러나 일단 질병이 생기면 오랫동안 치료하고 몸을 관리하여야 한다.

4. 소양인은 어떤 사람인가?

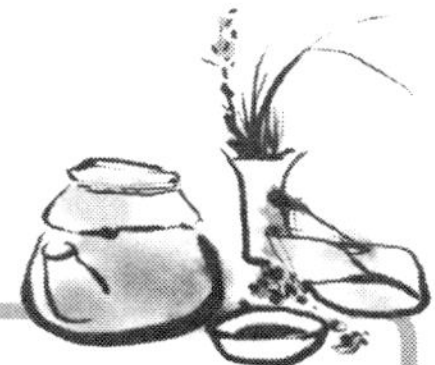

▶ 가장 구별하기 쉬운 체질

동무의 일화 중에 어떤 처녀가 병이 들어 여러 가지 치료를 받아봤으나 별 차도가 없자 선생을 찾아왔다. 선생은 이리 보고 저리 보아도 체질 감별이 쉽지 않자 가족들을 밖으로 내보내고 난 뒤에 그 처녀의 옷을 벗겼다. 그러자 그 처녀는 앙탈을 하면서 손톱으로 할퀴고 입으로 물어뜯고 소리소리 질렀다. 그제서야 선생께서는 빙그레 웃으면서 너는 소양인이 틀림없으니 걱정 말라 하고는 치료해서 난치병을 고쳤다고 한다.

소양인은 전체 30% 정도로 가장 구별하기 쉬운 체질이다.

겉(身 : 몸)을 보고 구분하여 보자

용모는 눈과 귀가 위로 올라 서 있고, 입술이 얇고 하관이 좁아 날카로운 형이다. 짱구머리가 많다. 음성은 가볍고 날카로우며, 말이 많아 경솔해 보이는 경우가 대부분이다. 또한 말을 함부로 하여 상대방에게 상처를 주기 쉬우나 뒤끝은 없는 경우가 많다.

체형은 가슴부위가 넓고 충실한 반면 엉덩이 아래로는 약하여 흡사 역삼

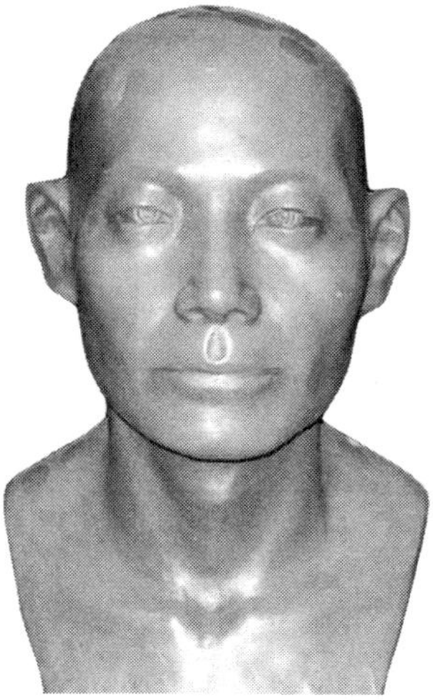

소양인

각형의 체형을 가졌다. 상체 기운은 넘쳐 걸음걸이가 날래고 가벼우며, 하체 기운은 부족하여 앉아 있는 자세가 불안정하다.

소양인 중에서도 키가 작고 용모가 단정하여 마치 소음인같이 보이는 사람이 있으니, 용모만 가지고 체질을 구분하지 말고 심성과 병증을 관찰하여 오진하지 않도록 해야 한다.

속(心 : 마음)을 보고 구분하여 보자

성질재간

굳세고 강인하다. 또한 소양인은 타인의 지식이 많고 적음(知愚)을 쉽게 파악하는 경향이 있다.

사무에 능하여 일처리가 뛰어나다. 소양인의 일처리 능력은 탁월하여 처리할 일의 선후 및 상관성을 먼저 파악함으로써 신속하게 처리한다. 또한 새로운 방법론을 빠르게 받아들여 효율성을 극대화하려는 경향이 있다.

항심

구심(懼心)이 있다. 즉, 두려워하는 마음을 항상 가지고 있다. 이것은 욕심낸 것을 크게 얻지 못하여 생기게 된다. 원래 무슨 일이든 쉽게 시작하고 가볍게 추진하는 대신, 마무리에 서툰 데다가 자꾸 일만 벌이는 습성이 있어서 나중에 문제가 자주 생기다 보니 항상 무슨 일이 생길까 두려워하게 되는 것이다. 이러한 심리적인 압박이 심하면 공포심(恐心)이 생기며, 나아가 건망증이 생기는 대병大病의 증상이 발생한다.

성격

외적 성격(性氣 : 타인을 대하는 마음가짐)은 일을 벌이기만 하고 깔끔하게 정리하지 못한다.

내적 성격(情氣 : 본인 스스로를 위한 마음가짐)은 항상 밖으로 돌려고 할 뿐 안을 지키려 하지 않는다. 바깥일이나 다른 사람들의 일에 신바람이 나지만, 집안일이나 안사람의 일을 등한시하는 경우가 많다. 이것이 지나치면 아래의 심욕상태에 이르게 된다.

심욕

편사지심偏私之心이 있다. 다른 사람의 일을 빼앗으려는 마음이 생긴다. 필요한 일과 불필요한 일, 중요한 일과 사사로운 일, 사적인 일과 공적인 일 등을 구분해서 지혜롭게 처리하는 것이 아니고 기분이나 감정에 따라 일을 하게 된다. 또한 겉치레에 신경을 써 사치와 낭비를 범하기 쉽다.

소양인은 적극적이고 민첩하여 일처리 능력이 뛰어나고 매사에 열성적이다. 솔직담백한 성격에 의협심과 봉사정신이 강하다. 행동은 경솔하나 다정다감하고 인정이 많아 이해타산에 관심을 두지 않는다.

그러나 성미가 급한 것이 단점이며 또 외부일에는 분주하고 자신과 가정에 소홀하다. 매사에 시작은 잘 하지만 마무리가 부족하고, 싫증을 잘 느끼며 쉽게 체념한다. 즉 끈기가 부족하다.

병증을 살펴보고 구분하여 보자

완실무병完實無病 (건강한 상태), 대병大病(보통의 병세), 중병重病(위중한 병세)의 순으로 살피면 다음과 같다.

소양인이 건강하고 병이 없는 상태를 완실무병이라고 하는데 대변이 잘 통하는 경우에 해당된다. 평소 대변이 순조롭다가도 몸이 불편하면 변비부터 나타난다면 소양인으로 판단할 수 있다. 물론 다른 체질도 변비가 없지는 않지만 소양인의 경우에 있어서는 병의 진전이 빠르므로 가볍게 여겨서는 안 된다.

보통의 병세로 대병이 있다. 소양인의 항심인 두려움(懼心)이 심하면 공포심(恐心)이 생기고 더욱 심하면 건망증이 된다.

더욱 위중한 병세로 중병이 있다. 성정性情의 편급이 초래되면 중병이 되는데 슬픔이 깊어지고(悲哀動中), 대변이 불통하여 가슴에 불이 난듯이 답답해진다.

그 외에 비뇨생식기 질환(전립선), 소화성 궤양, 신경계 질환(요통), 골질환(골다공증) 등도 흔한 질환이다.

5. 태음인은 어떤 사람인가?

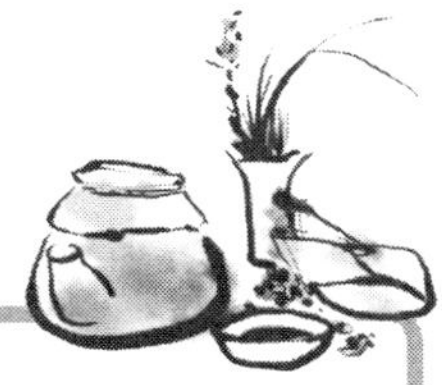

▸ 가장 많은 체질

태음인은 전체 50%를 차지하여 가장 많은 체질이다.

겉(身 : 몸)을 보고 구분하여 보자

용모는 코끝이 뭉툭하고 입술이 두껍거나 턱이 발달되어 둥글둥글한 얼굴형으로, 너그러우면서도 후덕한 인상이다. 음성은 낮고, 말이 적어 신중하지만 음흉한 면도 있다. 피부는 두텁고 거칠며 땀이 많다.

체형은 허리 및 윗배가 발달되어 서 있는 자세가 안정되지만 두경부의 기세가 약하다. 키는 대체로 크며, 작은 사람은 드물다. 체중은 비만한 경우가 대부분이다. 간혹 보통 체중인 사람도 있으나 골격은 건실하다. 지방과 근육이 많지만 체중조절 및 운동을 통하여 육감적인 육체미를 자랑하는 경우도 많아 최근에는 심심치 않게 미인대회에서 볼 수 있다.

이렇게 체형의 특징이 뚜렷해서 확연히 태음인의 체질임을 알 수 있는 경우도 있으나 그다지 분명하지 않은 경우도 많기 때문에 외모만으로 판별이 불충분한 경우도 있다. 특히 태음인의 외모는 소음인과 비슷한 점이 있으므로 주의를 요한다.

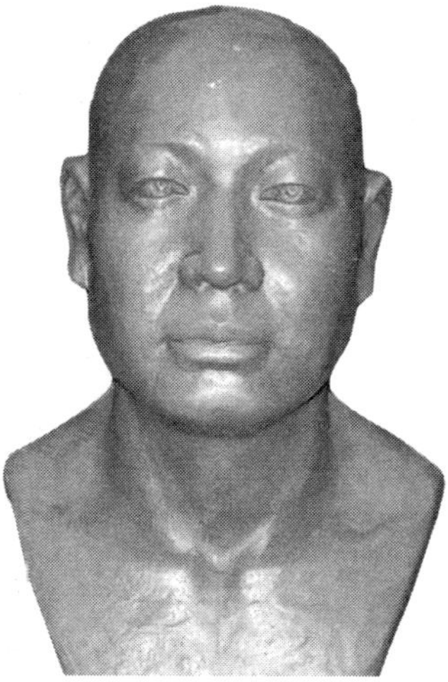

태음인

속(心 : 마음)을 보고 구분하여 보자

성질재간

꾸준하고 침착하다. 성질은 무슨 일이든 시작한 일과 맡은 일을 끈기있게 이루어 성취하는 장점이 있다. 또한 타인의 부지런함과 게으름(勤惰)을 쉽게 파악하는 경향이 있다.

어느 곳에서나 뿌리를 잘 내리고 쉽게 정착하며, 한 가지 일에 꾸준한 일관성이 있고 외부와 타협하지 않는 보수적인 경향이 강하다.

항심

겁심(怯心)이 있다. 즉, 조심성이 있는 마음을 항상 가지고 있다. 이것은 욕심낸 것을 크게 얻으려 해서 생기게 된다. 이러한 겁심이 심하면 파심(怕心, 두려움)이 되어 무슨 일이고 해보지도 않고 겁을 내거나, 아예 아무런 일도 추진하지 못한다. 즉 변화를 싫어하고 현재 자신의 처지나 상태에 더욱 몰입하게 된다. 이것이 더욱 심하면 가슴이 자주 두근거리는 정충(怔忡), 즉 대병(大病)의 증상이 나타난다.

성격

외적 성격(性氣 : 타인을 대하는 마음가짐)은 항상 고요하여 변동을 싫어한다. 현실에 쉽게 안주하여 움직이려 하지 않는다.

내적 성격(情氣 : 본인 스스로를 위한 마음가짐)은 항상 안(內)에서 쌓아 내실을 다하므로 변화를 싫어하고 보수적이다. 가정과 자기 고유의 업무 외에는 관심이 적다. 이것이 지나치면 아래의 심욕상태에 이르게 된다. 소양인처럼 실속 없이 바깥일에 치중하는 것과는 대조적이다.

심욕

물욕지심物慾之心이 있다. 내부를 지키려는 마음이 커지면 물욕에 얽매이기 쉽다. 자기 일을 잘 이루고 자기 것을 잘 지키는 것은 좋으나, 자기 것에 대한 애착이 지나쳐서 집착이 되면 탐욕이 된다.

이와 같이 태음인은 얼굴모양, 말솜씨, 몸가짐에 위풍이 있고 공명정대하게 보인다. 정직하고 매사를 신중하게 행동하여 믿음직스럽다. 보수적이고 변동을 싫어하며 예의범절이 바르다. 꾸준한 노력과 인내심은 사업을 잘 성취시킨다. 그러나 집안일을 중시하고 바깥일은 무관심하며 활동을 싫어한다. 겉으로 보기에 점잖은 태도처럼 보이나 내심은 의심이 많고 욕심이 많다. 활동이나 말을 많이 하는 것을 싫어하고 운동보다는 도박을 좋아한다. 겁심이 많고 둔하고 게으른 단점이 있다.

병증을 살펴보고 구분하여 보자

완실무병完實無病(건강한 상태), 대병大病(보통의 병세), 중병重病(위중한 병세)의 순으로 살피면 다음과 같다.

태음인이 건강하고 병이 없는 상태를 완실무병이라고 하는데 땀이 잘 나면 건강하다. 평소 땀이 많아 조금만 몸을 움직여도 땀을 흘리고 심지어는 겨울철에 따뜻한 음식만 먹어도 땀투성이가 되는 사람은 태음인이다. 이렇게 땀을 흘리고 나면 기력이 탈진하여 맥을 못 추는 소음인과는 달리, 땀을 흘리는 것에 전혀 불편을 느끼지 못하고 오히려 상쾌함을 느끼는 사람이 태음인이다. 특별히 병이 없는데도 평소 땀이 많은 사람은 태음인일 가능성이 많다.

보통의 병세로 대병이 있다. 태음인의 항심인 겁심怯心이 심하면 두려움(怕心)이 생기고 더욱 심하면 가슴이 두근거리는 정충怔忡이 된다.

더욱 위중한 병세로 중병이 있다. 성정性情의 편급이 초래되면 중병이 되는데 낙정樂情이 심해지고(侈樂無厭), 피부가 건조하며 땀이 나지 않거나 설사병이 생겨 소장의 중하초가 꽉 막혀서 마치 안개가 낀 것같이 답답한 것은 치료를 요하는 중병증에 해당된다.

그 외에 뇌혈관질환, 혈액순환기질환, 호흡기질환, 장질환, 피부질환 등이 흔한 질환이다.

6. 소음인은 어떤 사람인가?

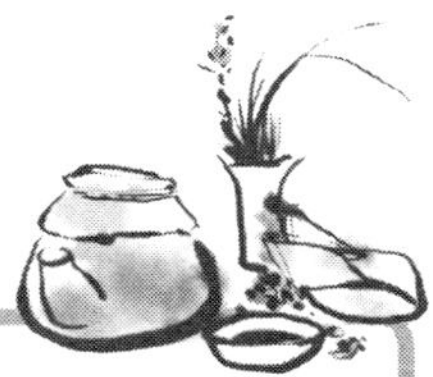

▸ 냉한 체질. 소화기능이 약하다

소음인은 선이 가는 외모, 여성스러운 성격, 소화기능이 약한 특징을 지닌 냉한 체질이다. 전체 30% 정도이다.

겉(身 : 몸)을 보고 구분하여 보자

가장 큰 특징은 선이 가늘다는 것이다.

용모는 눈초리가 내리드리고 이목비구耳目鼻口가 작아 미인형이 많으며, 남자의 경우 예쁜 남자가 많다. 음성은 낮고 가늘며 조용하지만 잔소리가 많다. 피부색이 하얗고 질質은 연하고 부드러우나 땀이 많이 나지는 않는다.

체형은 어깨가 좁고 가슴이 빈약하나, 골반이 넓어 엉덩이hip가 발달되어 앉은 자세가 안정감이 있다. 팔보다는 다리가 굵은 경우가 많다. 대부분 왜소하고 마른 체형으로 다부진 소양인과 비교된다. 요즈음은 영양상태와 운동 등으로 키가 큰 소음인도 많아 태음인과 비슷한 경우도 간혹 있어 주의깊게 관찰하여야 한다.

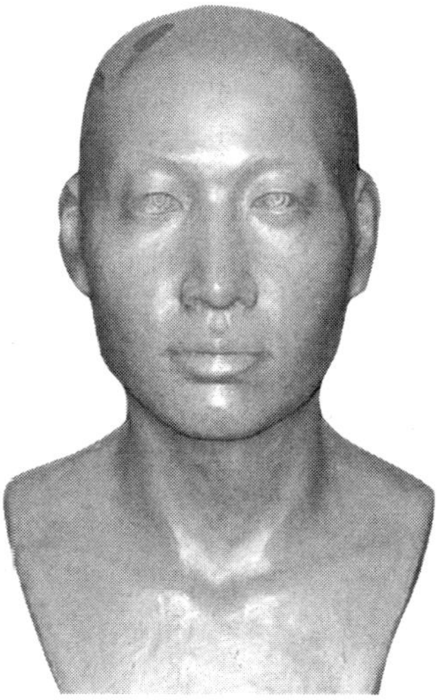

소음인

속(心 : 마음)을 보고 구분하여 보자

성질재간

성질은 단정하고 신중하다. 성격이 깔끔하여 지저분한 것을 싫어하나 과감하고 사치스럽지는 않다. 선택의 상황에서는 항상 신중하여 쉽게 결정을 못하므로 때를 놓치는 경우가 종종 있다. 일처리에 있어 신중하고 사고는 논리적이지만 인간적인 관계에 있어 냉혹한 경우도 있다. 소음인은 타인의 능력 여부能否를 쉽게 파악하는 경향이 있다. 친숙한 사람과만 쉽게 어울리고, 생소한 사람과는 처음에 교제하기 어려운 경우가 많다.

항심

불안정지심不安定之心이 있다. 즉, 조마조마한 소극적인 마음을 항상 가지고 있다. 이것은 욕심낸 것을 매번 얻고자 해서 생기게 된다. 이러한 불안정지심이 안정된 상태에서는 소음인의 장부 약점인 소화기능이 잘 유지되나 성정의 편급현상이 생기면 희정喜情이 넘치는 상태(喜好不定)가 되고, 인체에 있어서는 소화기능이 극도로 허약해져, 설사가 그치지 않고 배꼽 이하가 얼음과 같이 차가워지는 중한 병증을 나타나게 된다.

성격

외적 성격(性氣 : 타인을 대하는 마음가짐)은 자기 중심적 사고방식을 가지고 있다. 자기 일만으로도 벅차다. 그리하여 주변을 돌보면서 도와주지 못하는 단점이 있다.

내적 성격(情氣 : 본인 스스로를 위한 마음가짐)은 항상 여성스럽게 맵시있고 섬세하며 깔끔하나 앞에 나서지 않으며 소극적이다. 이것이 지나치면 아래의 심욕의 상태에 이르게 된다.

심욕

투일지심偸逸之心이 있다. 다른 사람의 능력을 질투하는 마음을 지칭한다. 따라서 너무 자만하는 마음(긍심 : 矜心)과 다른 사람의 업무일를 빼앗는 행동(탈심 : 奪心)이 지나치기 때문에 위와 같은 심욕이 생긴다고 할 수 있다.

이와 같이 소음인은 외형적으로 선이 가늘고 가냘파 보이는 여성형으로 외모가 단정하며 깔끔하다. 성격은 꼼꼼하고 신중하나 소극적이고 지나치게 논리적으로 사고하려는 경향이 있어 다른 사람과 교제하기 쉽지 않다. 병증의 특징은 소화기능이 약하고 몸이 냉한 경향이 있다.

병증을 살펴보고 구분하여 보자

완실무병完實無病(건강한 상태), 대병大病(보통의 병세), 중병重病(위중한 병세)의 순으로 살피면 다음과 같다.

소음인이 건강하고 병이 없는 상태를 완실무병이라고 하는데 소화가 잘 되면 건강하다. 흔히 몸이 차거나 손발이 차고 월경량이 적거나 대하가 많은 냉한 체질이라는 말을 평소 많이 듣는데, 그 근본은 소화기능이 만성적으로 저하되기 때문에 나타나는 것이다. 그리하여 소화기능의 회복과 몸관리는 소음인의 건강에 관건이 된다.

보통의 병세로 대병이 있다. 소음인의 항심인 불안정지심不安定之心이 더욱 심해지고 목에 담이 낀 듯 뱉어내기도 힘들고 삼키기도 어려운 인후증이 생기기는 하지만 큰 치료의 대상이 되지는 않는다.

더욱 위중한 병세로 중병이 있다. 성정性情의 편급이 초래되면 중병이 되는데 희정喜情이 정도를 지나치게 되고(喜好不定), 설사가 그치지 않고 배꼽 아래가 얼음과 같이 찬 경우로 치료를 요하는 중병증에 해당된다.

그 외에 소화기계 질환, 알레르기질환(비염, 천식, 피부염), 만성피로, 냉증(수족, 복부), 체중 저하 등이 흔한 질환이다.

쉬어가는 코너 ▸ 체질에 관한 궁금증과 오해

1. 체질이란
2. 체질에 대한 궁금증과 오해

방송 _ KBS, 무엇이든 물어보세요
일시 _ 2002년 5월 21일(화) 오전 10 : 00 ~ 10 : 45(45分)

1. 체질이란

사회자1 : 두 분은 분야가 완전히 다르신데, 체질이라는 게 있기는 한가?

김교수 : 사람마다 분명 다른 점이 있고, 똑같은 질병이나 상황에 대해 다른 반응을 보이는 걸 보면, 그런 게 체질이라면 체질이란 분명 존재하는 게 아닌가.

이의주 : 한의학에서는 아예 전제된 진단 방법 중 하나인데, 환자를 치료하다 보면 공통 분모나 특성 등 보이는데 그런 공통된 특성을 분류하다 보면 그게 바로 체질이 아닌가 한다.

사회자2 : 그렇다면 체질은 뭔가? 무엇을 체질이라고 하는가?

이의주 : 체질이란, 형체에 기능을 결부시킨 것으로 유전적 체질의 형성요소와 생활환경적 요소가 합치돼 형성되는 것으로 정의할 수 있다. 체질에

대한 개념은 학문적 분야에 따라 다소 견해를 달리하고 있다. 하지만 체질분야는 동서양을 막론하고 현대에 이르기까지 깊은 관심을 갖고 학자들이 연구하고 있는 의학의 한 부분이다.

김교수 : 사실 현대의학에서는 '체질'이란 용어 자체는 없다. 유전적 요인과 환경적 요인에 따른 개인의 차이, 개개인에 따라 다른 반응의 개념이 곧 체질이다. 요즘은 워낙 일반화 된 말로 사용되는데, 개개인의 형질의 차이가 체질이 아닐까.

2. 체질에 대한 궁금증과 오해

패 널 : 그런데 체질은 마치 한의학에만 있는 개념인 것처럼 많이들 알고 있는 것 같은데. 하지만 서양의학에서도 고대부터 체질론에 대한 이야기가 언급된 부분이 있다고도 하던데?

김교수 : 증상에 따른 원인을 알지 못했던 16세기까지는 전세계 의학의 방향이 비슷했다. 사람 개개인의 특성이 어느 정도 수위조절이 된다고 인정하는 것, 그것이 바로 체질론 개념이다. 이는 오래 전부터 언급돼 왔지만, 현대에 와서는 그 개념과 내용이 많이 달라졌다.

사회자1 : 한의학에서는 대부분 체질이라고 하면 사상체질을 적용시켜 분류하는 걸로 알고 있는데?

이의주 : 동양의학의 최고 경전인 『황제내경』이라는 책에서 처음 '오태인론'을 효시로, 조선조 이제마(호 : 동무)의 『동의수세보원』에서 '사상의학'이라는 체질론이 현재 임상에서 활용되고 있다. 동무 이제마 선생은 인간을 네 가지 체질(태양인, 소양인, 태음인, 소음인)로 구분하여 각각 육체적 · 정신적 특징에 따른 다른 생리와 병리 및 양생방법을 제시하였다. 이러한 네 가지 체질을 연구하는 한의학 분야를 사상의학이라고

한다. 사상의학에서 체질 구분은 크게 세 가지로 외모, 심성, 병증으로 구분한다. 어느 한 기준만으로는 충분하지 않아 종합적으로 판단해야 한다. 굳이 비중을 따지자면 병증이 중요한 기준이 된다. 체질 분류는 단순히 관상 보듯 얼굴, 체격, 성격만으로 판단하는 것이 아니다. 결정적으로 중요한 것은 체질별 고유병증과 약물에 대한 효능이 중요한 지표가 되는 것이다.

사회자2 : 그럼 현대의학에서는 체질을 분류할 경우, 어떻게 무엇을 기준으로 분류할 수 있을까?

김 교 수 : 크게 유전적 요인과 면역학적 요인을 꼽는데, 유전적 요인은 유전자 분석을 통하여 할 수 있고, 면역학적 요인은 정신적 측면, 환경적 측면 등을 통해 분류한다.

1) 직계 가족들은 다 같은 체질인가?

사회자2 : 그렇다. 이렇게 생각하는 사람들이 의외로 많다고 하는데 가족이라고 정말 체질이 다 같은가?

김 교 수 : 비슷할 가능성이 높다. 하지만, 반드시 그런 건 아니다. 유전적인 요소가 큰 것이 체질이기 때문에 보통의 경우, 내 체질은 부모와 흡사한 부분이 많다. 하지만 '할아버지－아버지－나'가 같은 체질일 확률은 아마 20%도 안 될 것으로 추정된다. 또 비슷한 환경에 노출되다 보니 후천적 가족력도 무시할 수는 없다.

2) 출산과 군복무 후 체질이 바뀔 수 있는가?

사회자2 : 그렇다. 나도 아이 낳고는 입맛이 자꾸 변하고 달라진 점이 많은데 어떤가? 출산, 군복무가 체질과 연관이 있는가?

이 의 주 : 물론 사람마다 다 다르지만 임신과 출산은 자신과 다른 개체를 몸 안에서 키우는 것이므로 신체적인 변화가 크고 균형이나 리듬 모두가

깨지는 것이라 체질과 상관관계가 크다고 할 수 있다. 체내환경의 중대한 변화라고 할 수 있다. 또 군복무의 경우 환경적으로 아주 큰 변화라고 할 수 있기 때문에 체질과 연관관계는 분명히 있다.

그러나 한의학에서는 체질이 바뀌는 것이 아니라 몸의 생리적 상태가 변한 것으로 판단한다.

3) 혈액형으로도 체질을 분류할 수 있는가?

사회자: 그렇다. 이런 이야기도 많이 나온다. 또 혈액형으로 체질을 분류하는 건 현대의학식 체질분류법이라는 얘기도 많이 하는데 맞는 말인가?

김교수: 현재까지 알려진 혈액형만도 ABO식 혈액형, Rh식 혈액형 등 60여 가지에 이른다. 그 개개인의 형질과 특성으로 보자면 60가지 체질이라고도 할 수 있지만 체질을 그렇게 단순히 한 가지만으로 말할 수 있는 부분이 아니기 때문에 혈액형만으로 사람 체질을 운운한다는 건 잘못된 일이다.

현대의학에서는 개개인의 형질을 모두 특성이라고 인정하는 것일 뿐이지, 혈액형만으로 사람의 체질을 분류할 수는 없다.

이의주: 환자들도 문제지만 혈액형으로 체질을 감별하는 의사들도 있다고 들었다. 하지만, 체질과 혈액형은 무관하다. 한 가지 체질에서 모든 혈액형이 나올 수 있고 한 가지 혈액형에서 모든 체질이 나올 수 있다. ABO식 혈액형이든 Rh식 혈액형이든 마찬가지이다. 수혈과정에서 O형은 O형에게서만 수혈을 받는 반면, 다른 모든 사람에게 혈액을 줄 수 있다는 점에서, 성격도 베풀기를 좋아할 것이라고 추측해버리고 만다. 반면, AB형은 받기만 하는 이기적인 성격으로 단정하는 경우가 많은데, ABO식 혈액형은 혈청반응검사에서 혈액응고반응이 나타나는 경우 4가지로 나눈 것일 뿐 성격과 아무런 상관이 없다. 한

의학의 체질과도 상관이 없음은 물론이다. 마치 '오늘의 운세'처럼 심심풀이로 웃고 넘기는 수준이라면 큰 해는 없겠지만 도가 지나치면 문제가 된다.

4) 특정 질환에 잘 걸리는 체질 따로 있는가?

사회자: 특별히 감기에 잘 걸리는 사람들이 있는데, 그게 체질 탓인지?

김교수: 특별히 약하거나 민감하게 반응을 보이는 상황, 환경이 있을 수 있는데, 그러다 보면 질환에 약해질 수 있기 때문에 이런 생각을 많이 하는 것 같다. 반드시 그런 건 아니지만 부분적으로 연관이 있는 건 사실이다.

패 널: 산성 체질이다, 알칼리성 체질이다 하는 말도 많이 한다. 산성 체질은 알칼리성 체질에 비해 질병에 걸릴 확률이 훨씬 높다는데 정말 그런가?

이의주: 사실 산성 체질이다 알칼리성 체질이다 하는 말부터가 틀린 말이다. 체내 성분이 알칼리 쪽에 가까운지 산성에 가까운지를 이르는 말인데, 그건 변수가 많을 뿐만 아니라 산성 체질이라고 질병에 더 잘 걸린다고 할 수는 없다. 우리 건강을 지키는 방법은 제대로 먹고 활발히 움직이며 규칙적으로 생활한다는 간단한 방법이지만 우리 몸의 균형을 이루고 지키는 일은 그렇게 간단하지가 않다. 산성보다는 알칼리 쪽이 질환을 발생시킬 가능성은 분명히 적지만 알칼리성 체질인 환자 중에서도 질환을 앓는 환자들이 있으며 반드시 산성에 가까운 사람이라고 해서 질병에 걸릴 확률이 훨씬 높다고 단정할 수는 없다.

5) 약품으로 체질을 바꿀 수 있는가?

사회자: 요즘 체질개선제니 뭐니 하는 약들이 엄청나게 쏟아져 나오고 있는데, 정말 이런 약으로 체질을 개선할 수 있는가?

김 교 수 : 유전자를 변형시키는 약은 아직 치료에 사용되거나 시판되고 있지 않지만, 항알레르기약이나 면역억제제 같이 면역기능을 조절할 수 있는 약은 있다. 그런 문제들이 약으로 다소 해소될 경우, 증상이 완화되고 체질의 변화가 일어난 듯 느낄 수도 있지만, 면역과 관련된 부분의 완치는 어렵다. 증상의 개선이나 완화 수준 정도이다.

파 널 : 한약으로는 체질이 개선되고 양약으론 안 된다는 말도 있는데?

김 교 수 : 한약이든 양약이든 약품만으로 체질이 개선된다고 할 수는 없지만, 한약과 양약의 차이를 짚어보자면, 양약은 합성약이고 한약은 자연약이라는 점이다. 어느 쪽이 좋다 나쁘다가 아니라 결국 치료방법에 대한 환자의 선택이 문제이다.

6) 오링테스트로 하는 체질진단법을 믿어도 되는가?

사회자2 : 손을 고리같이 만들어 나한테 맞는 물건인지, 음식인지, 약인지 등을 알아보는 검사방법인데, 장난치듯 사용하는 사람들도 많은 게 문제인 것 같은데?

이 의 주 : 바이디지털 오링테스트(bi-digital o-ring test)! 이것이 정확한 명칭이다. 발명자의 이름을 따서 일명 '오무라 테스트'라고도 하는데 유럽, 스칸디나비아의 여러 나라들, 미국 · 일본 등지에 널리 알려져 있다. 현대과학이 뇌기능을 완전히 파악하지 못하고 있듯이, 뇌기능에 이론적 바탕을 두고 있는 오링테스트 또한 아직 완벽한 이론체계는 부족하지만, 오링테스트로써 특정 물체가 신체에 닿았을 때 근육에 기운이 빠지는 현상을 측정함으로써 '기氣 진단법'의 새로운 장을 열었다고 할 수 있다. 검사의 재현성, 검사결과에 영향을 주는 많은 변수(좌우 손, 방위, 시술자 숙련도 등) 등은 신뢰성을 갖기에 무리가 따르는 부분이 많다. 또 그 결

과를 체질과 연관시키는 것은 아직 이론적으로 미흡한 상태이다.

7) 단식 · 생식 요법으로 체질 바꿀 수 있는가?

패　널: 맞다. 체질을 바꾼다고 며칠씩 굶고 단식을 하거나 생식 같은 걸 사다가 끼니를 대신하는 사람들이 많다.

사회자2: 요즘은 또 워낙 광고도 많이 해, 과대광고에 넘어가는 경우도 많지만 또 효과를 봤다는 사람도 있으니 믿어야 할지 말아야 할지?

김교수: 단식은 신체에 급격한 변화와 스트레스를 준다. 따라서 달라질 수 있다. 또 생식 등 특정 식품만을 섭취하는 방법도 신체의 균형을 깨는 충격요법이다. 하지만 함부로 절식 · 단식 · 편식을 하는 것은 건강을 해칠 수 있으므로 득보다 실이 크다. 그러니까 생식 · 단식 등 상황과 환경의 변화를 주면, 약간의 체질개선은 있을 수 있지만, 이런 것들은 개인차가 심하므로 모든 사람에게 적용하는 데는 무리가 있을 것으로 생각된다. 또, 반드시 호전된다고 단정지을 수도 없다.

사회자: 그러니까 식습관만 바꿔도 체질을 어느 정도 변화시킬 수 있다는 이야기인가?

김교수: 식습관은 건강과 뗄래야 뗄 수 없는 부분이다. 잘못된 식습관을 바꾸면 체질만의 문제가 아니라 몸 전체의 건강이 향상될 수 있고, 전체적으로 건강해져 면역력이 증가하여 체질이 개선됨은 물론 식습관에도 분명. 영향을 미칠 수 있다.

8) 체질에 맞는 식생활 따로 있는가?

사회자2: 아무래도 내 몸에 맞는 식생활, 내 몸에 맞는 음식이 따로 있는 것 같다. 그건 우리가 뭔가를 먹어보면 쉽게 알 수 있다. 특히 한의학에서는 체질에 따라 이런 게 좋다 나쁘다 이야기를 많이 하는데 어떤가?

이의주: 주로 사상체질에 근거해서 이야기하다 보니 병증이나 해당체질에 따

라 금하는 음식 정도는 있을 수 있다. 그건 한의학, 현대의학의 구분을 떠나 특정 질환의 치료효과를 위해 금해야 하는 음식은 분명히 있고, 체질에 더 잘 맞는 음식도 있을 것이다. 단순히 체질에 의한 것만은 아니다. 몸이 음식에 대해 반응하는 모든 현상은 본인이 느끼는 개개인의 차이에서 비롯되는 것이니 만큼 좀 더 총체적인 문제로 넓혀보는 것이 좋다.

사 회 자 : 이상을 정리해 보면, 좀더 넓은 의미로 보고 내 건강 상태를 정확히 알고 나에게 맞는 올바른 식습관을 갖는 것이 중요하다는 이야기인데, 그럼 다음 궁금증과 오해는 어떠한가?

9) 유전의 비밀이 다 밝혀지면 체질을 마음대로 바꿀 수 있을까?

패 널 : 유전비밀이 다 밝혀지면 좋은 유전자만 조합해서 완벽한 인간으로 살아가는 일이 가능할 수도 있을 것 같은데?

김 교 수 : 특정 질환을 일으키는 유전자가 있다고 보는 견해가 많고 유전이 사람의 형질이자 특성인 체질을 형성하는 주요한 요소라고 할 때, 유전 지도가 완성되면 당연히 유전자조작을 통해 새롭고 완벽한 형질의 유전자배치가 가능하긴 하겠지만, 유전자조작은 윤리적으로 바람직하지 않아 실현 가능성은 희박하다고 본다.

10) 남녀, 지역, 인종 간 체질의 차가 있을 수 있나?

사회자2 : 그런 것도 같다. 남자하고 여자는 아무튼 다른 점이 많다. 그래서 그렇게들 싸우는지도 모르겠다. 화성과 금성 사람만큼 다르다고 하지 않는가?

이 의 주 : 한의학에서 체질 차는 장부와 성정의 차이에서 오는 것이므로, 성별, 지역, 시대에 따라 차이가 있는 것이 아니라고 본다. 하지만 간혹, 집단에 따라 체질의 분포비율의 차이가 있을 수는 있다.

패　널: 현대의학에서 보는 관점은 좀 다를 수도 있을 것 같은데?

김교수: 유전적 측면에서 남성과 여성은 염색체 구조부터 다르다. 그래서 남녀간에 유전적 차이가 있다고 본다. 인종별로도 유전적 요인이 영향을 미치는 부분이 있을 것이고, 인종별로 주거지도 크게 구분되니까 환경적 요인도 영향을 미친다고 볼 수 있다. 또 지역간에는 당연히 환경적 요소가 다르니까 영향이 있을 수 있다.

사회자: 그런데 사람들은 왜 이렇게 체질에 연연하고 굳이 자신의 체질이 뭐다, 어느 쪽에 속한다고 구분하고 싶어하는 것인가?

김교수: 개개인의 차이를 설명하는 것이 가장 쉬운 방법이기 때문이고, 뭔가에 속해서 어느 정도 자신의 특성 등을 알고 있으면 안도감이 느껴지는 심리적인 요인도 무시할 수 없다. 소속감이 주는 안도감의 요인이 크거니와, 스스로 자신의 체질을 두고 추론할 수 있는 부분이 주는 만족감도 요인이 될 수 있다.

11) 체질개선에 대하여

사회자2: 아무래도 체질에 관한 이야기를 하자면 체질개선에 대해 제일 관심이 많을텐데 체질개선 등에 대해 현대의학, 한의학에서 각각 지금까지 밝혀진 사실과 견해를 정리해 보면?

이의주: 체질개선이라 함은, 준건강상태 및 질병상태에서 건강상태로 조정하는 과정을 말한다고 볼 수 있다. 체질개선의 목표는 체질별로 건강해 질병이 없는 상태인 완실무병과, 질병 및 평소상태에서 생명활동을 유지하는 최소한의 필수요소인 보명지주에 있다. 예를 들어 한의학에서 소음인의 체질 개선을 한다면, 첫째 목표는 완실무병인 소화에 문제가 없도록 조절하는 것이고, 둘째는 보명지주인 따뜻한 기운, 즉 장부와 조직 등에서 양성적인 활발한 생명활동을 하도록 유지시키는

것을 말한다. 그러니까 한의학에서의 체질개선은 체질이 A체질에서 B체질로 변한다는 것이 아니고, 준건강상태 및 건강상태로 조정하는 과정을 말한다.

김교수: 처음 시작할 때 말했듯이 현대의학에는 체질이라는 개념이 없다. 다만 유전적 요인, 환경적 요인에 의해 개개인이 갖는 형질의 차를 체질로 볼 수 있다고 생각하는데, 그런 개인의 차이를 갖게 하는 요소에 있어 가장 중요한 요인을 유전적 요인으로 보고, 이를 위해 유전정보를 연구하고 분석하고 있는 중이다. 또 타고난 유전적 요인 못지않게 중요하게 생각하는 것이 살고 있는 환경, 즉 환경적 요인인데, 이는 체질을 구분하는 요인을 떠나 건강하게 살아가는 데 근거가 되는 중요한 요소이다. 결국 건강을 유지하기 위한 모든 의료행위와 노력도 크게 보면 건강한 체질로의 개선을 위한 노력이라고 볼 수 있지 않을까.

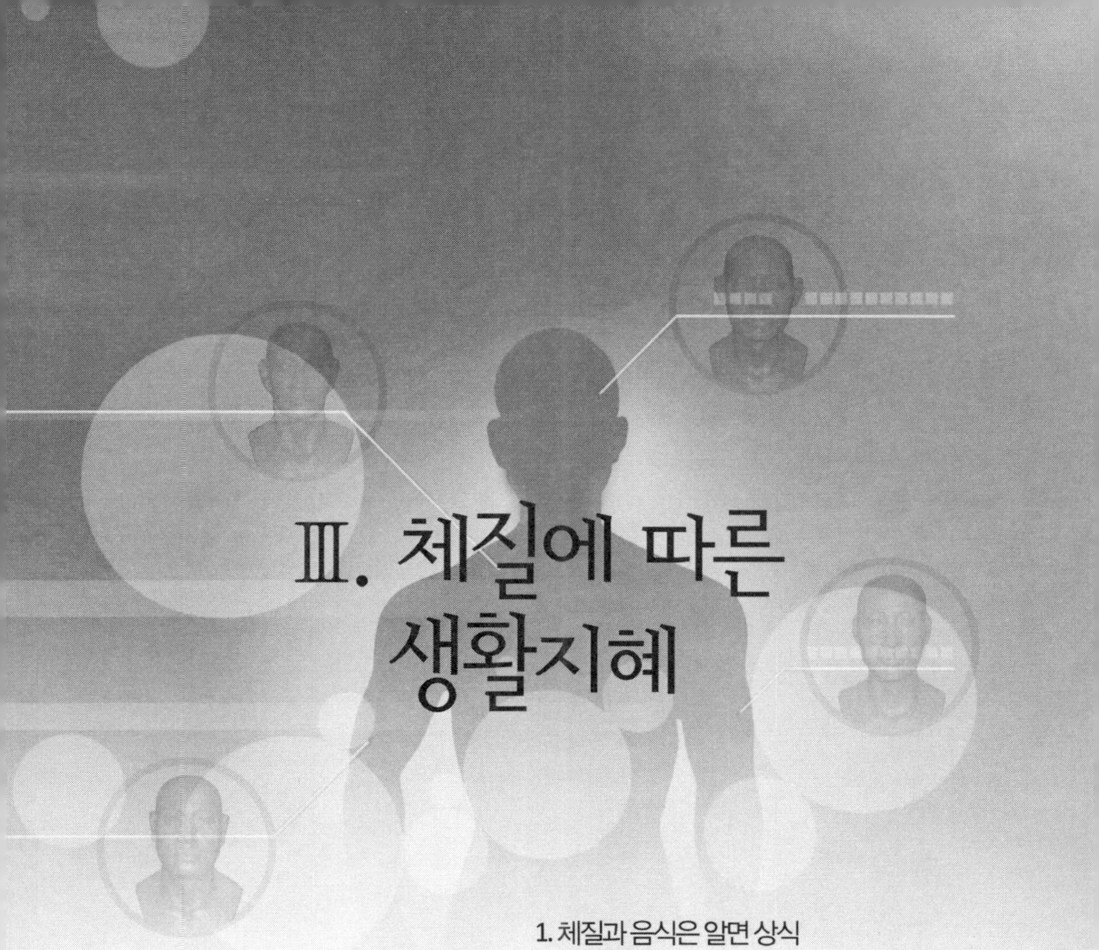

Ⅲ. 체질에 따른 생활지혜

1. 체질과 음식은 알면 상식
2. 식사습관
3. 체질에 맞는 채소 따로 있다
4. 봄철 건강
5. 봄철피로증후군, 춘곤증
6. 내 체질에 맞는 봄 음식
7. 여름나기
8. 체질과 땀
9. 겨울철 약이 되는 음식
10. 체질별 자기표현
11. 이미지 성형수술
12. 옷차림
13. 부부유별
14. 나도 성인이 될 수 있다(Ⅰ)
15. 나도 성인이 될 수 있다(Ⅱ)

1. 체질과 음식은 알면 상식

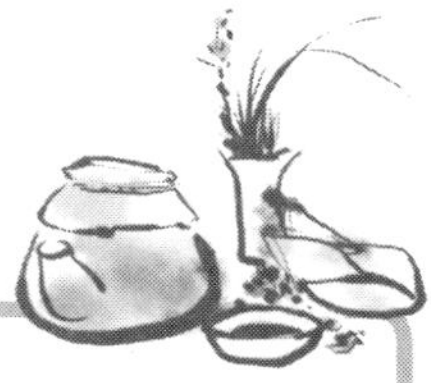

▸ 음식! 골고루 먹읍시다
▸ 건강에 좋은 음식만 먹는 것도 편식이다
▸ 몸에 해로운 것은 피해가야 양반이지

'약식동원藥食同源'이라는 말이 있다. 이것은 몸의 상태에 따라 소량의 음식도 몸에 해롭게 작용하기도 하고 때론 이롭게 작용하기도 한다는 말이다.

그리하여 요즈음 여러 가지 식이요법과 건강식품이 범람하고 있는 것 같다.

그러나 우리는 음식을 편식하고 과식할 경우 반드시 탈이 나는 경우를 경험했을 것이다. 그리하여 내 몸에 이롭다고 하는 음식만을 섭취하는 것은 좋은 습관이라고 할 수 없다.

건강한 상태에서는 골고루 먹는 것이 좋으며, 질병에 노출된 상태에서는 음식만으로 해결하는 것은 무리이므로 그 질병에 유리한 식이조절이 바람직하다. 다만, 각 체질별로 보명지주保命之主(생명을 유지하기 위한 주요 요소)가 다르기 때문에 그에 따른 적절한 식이양생법이 있는 것이다.

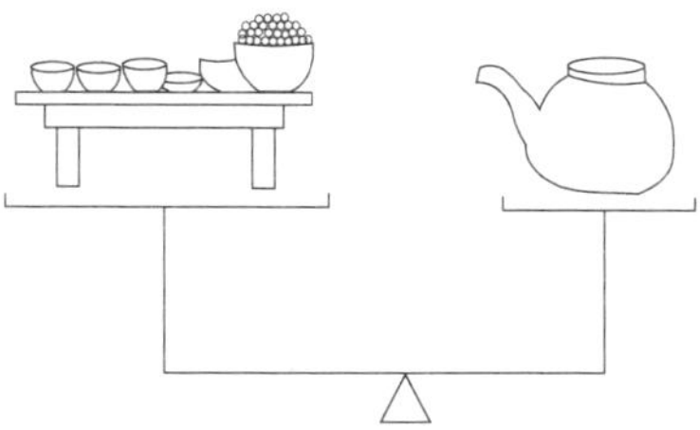

태양인은 보명지주가 흡취지기吸

聚之氣(기액(氣液)대사의 최소화 및 에너지 저장)이므로 흡취지기를 도와주는 음식이 좋다. 이것들은 소변을 원활하게 한다.

이로운 음식 : 담백한 음식

곡류 : 메밀, 메좁쌀, 멥쌀

종실류 및 견과류 : 호두

어패류 : 게, 굴, 낙지, 문어, 붕어, 새우, 소라, 오징어, 전복, 해 삼, 홍합

해조류 : 김

과일류 : 감, 다래, 머루, 모과, 바나나, 앵두, 오렌지, 파인애플, 포도

야채류 : 상추, 배추, 셀러리, 순채나물, 토마토

음료 : 청주, 커피

약재류 : 오가피, 포도근

기타 : 솔잎

해로운 음식 : 자극성 있거나 중탁한 음식, 육류, 밀가루 음식 등

소양인은 보명지주가 음청지기陰清之氣(수곡(水穀)대사의 맑고 서늘한 기운)이므로 음청지기를 돕는 음식이 좋다. 이 음식들은 성질이 차며, 대변을 원활하게 한다.

이로운 음식

곡류 : 메좁쌀, 보리, 옥수수, 피

두류 : 녹두, 팥

종실류 및 견과류 : 참깨

육류 및 그 제품 : 개구리, 거위, 돼지고기, 토끼고기

난류 : 계란, 오리알

어패류 : 가물치, 가자미, 가재, 게, 굴, 낙지, 멍게, 복어, 새우, 우렁이, 잉어,

자라, 전복, 정어리, 청어, 해삼

과일류 : 딸기, 메론, 바나나, 산딸기, 수박, 참외, 파인애플, 살구

야채류 : 가지, 고들빼기, 배추, 상추, 셀러리, 쇠비름, 수세미, 아욱, 열무, 오이, 우엉, 죽순, 질경이, 호박

음료 : 녹차, 생맥주

약재류 : 결명자, 구기자, 숙지황, 알로에, 영지버섯

기타 : 빙과류, 잇꽃, 천일염, 홍화기름

태음인은 보명지주가 호산지기呼散之氣(기액(氣液)대사의 최대화 및 에너지 발산)이므로 호산지기를 도와주는 음식이 좋다. 이 음식들은 발한發汗 등을 원활하게 한다.

이로운 음식

곡류 : 기장, 마, 밀, 밀가루, 빵, 수수, 옥수수, 율무, 현미, 감자 및 전분류; 고구마, 토란

두류 : 강낭콩, 대두, 두부

종실류 및 견과류 : 개암, 들깨, 땅콩, 밤, 은행, 잣, 호두

육류 : 소고기

유류 : 버터, 우유, 치즈

어류 : 갈치, 게, 고등어, 고래고기, 꽁치, 대구, 명란, 민어, 뱀장어, 뱅어, 소라, 송어, 연어, 우렁이, 잉어, 조기, 참치

해조류 : 김, 다시마, 미역, 한천, 해파리

과일류 : 매실, 배, 살구씨, 오디, 자두

야채류 : 고사리, 당근, 더덕, 도라지, 두릅, 머위, 무, 연근, 취나물, 콩나물, 호박

버섯류 : 표고버섯, 느타리버섯, 목이버섯, 상황버섯, 송이버섯,팽이버섯

조미료류 : 된장, 설탕

음료 : 두유, 소주, 요구르트

약재류 : 녹용, 스쿠알렌, 오미자, 용안육

기타 : 간유, 곰탕, 국화, 달맞이꽃기름, 설렁탕, 칡

소음인은 보명지주가 양난지기陽暖之氣(수곡(水穀)대사의 맑고 따뜻한 기운)이므로 양난지기를 돕는 음식이 좋다. 이들은 성질이 따뜻하며, 소화를 원활하게 한다.

이로운 음식

곡류 : 멥쌀, 옥수수, 좁쌀, 차조, 찹쌀, 통밀가루, 감자 및 전분류 : 감자

종실류 및 견과류 : 개암

육류 : 개고기, 꿩, 노루고기, 닭고기, 메추리, 뱀, 양고기, 염소고기, 참새, 칠면조, 토끼고기

어패류 : 가자미, 갈치, 까나리, 농어, 대구, 도루묵, 도미, 메기, 멸치, 명태, 미꾸라지, 미더덕, 민어, 뱀장어, 뱅어, 숭어, 쏘가리, 은어, 장어, 조기, 홍합

해조류 : 다시마

과일류 : 귤, 대추, 레몬, 복숭아, 사과, 석류, 유자

야채류 : 갓, 고추, 냉이, 달래, 당근, 마늘, 미나리, 부추, 생강, 시금치, 쑥, 쑥갓, 양배추, 양파, 토마토, 파

조미료류 : 겨자, 소금, 카레, 후추

음료 : 막걸리, 양젖

약재류 : 감초, 계피, 당귀, 로열젤리, 육종용, 익모초, 인삼, 황기

기타 : 간수, 건대, 꿀, 엿기름가루, 옻나무

참고 부록 3. 체질에 따른 식품분류

2. 식사습관

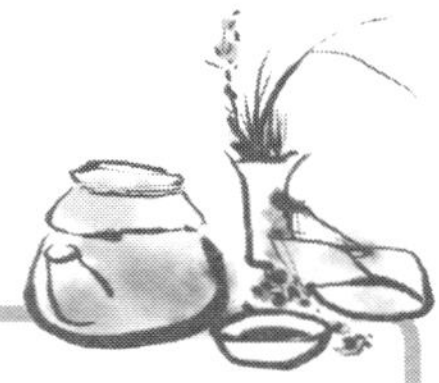

- ▶ 태양인 : 까다롭다
- ▶ 소양인 : 소나기 밥
- ▶ 태음인 : 질보다 양인 대식가
- ▶ 소음인 : 혀가 짧은 미식가

우리는 음식을 통해 영양을 공급받아 팔다리를 움직이고 생각하며 보고 듣고 맛을 볼 수 있다.

잘못된 식사습관은 바로 고치기가 쉽지 않고 또한 무엇이 문제인지 잘 인식이 안 되는 경우가 많다. 그러나 식사습관은 성품과 기질을 나타내고 또 다른 질병을 유발할 수 있기 때문에 자기 자신의 잘못된 식사습관을 조정할 필요가 있다.

재미있는 것은 체질별로 식사습관이 각기 다르며 그 체질의 성품과 기질을 그대로 반영하고 있다는 것이다.

태양인은 식성이 아주 까다롭거나 아니면 아주 무관심한 편이다. 기름지고 자극성인 음식을 싫어하고 주로 생랭生冷하고 담백한 음식을 선호한다. 식도 및 위장질환으로 소화가 안 되는 경우에는 육류, 유제품, 밀가루음식을 먹으면 더욱 증상이 악화되므로 이것들을 피해야 한다.

소양인은 소나기 밥을 먹는다. 원래 소화기능은 약하지 않기 때문에 크게 탈은 없지만 자칫 급한 식사습관으로 소화기질환을 유발하는 경우가 종종 있는데 천천히 소화를 시키면서 음식의 맛을 즐길 필요가 있다. 자주 식사를 거르고 먹을 때는 폭식하면 위장질환을 일으키는 대표적인 원인이 된다. 건강을 유지하기 위하여 소양인은 반드시 밥을 먹고, 될 수 있으면 정량을 먹으려고 노력해야 한다.

태음인은 폭식하는 대식가들이 많다. 질보다는 양인 것이다. 무엇이든 간에 풍성해야 하며 음식을 절제하지 못하여 많이 먹고 보자는 식이다. 배고픈 것을 못 참고, 맛있는 음식은 바닥을 비워야만 수저를 내려놓는다. 공통적으로 단음식과 기름진 음식을 좋아하고, 빨리 먹으며 과식한다. 또한 아침을 거르고, 저녁을 많이 먹는 습관이 있다. 그러나 식사 후 운동이나 활동을 통해 소비하지 못하여 비만을 초래하는 경우가 많다. 식사량의 조절은 이 체질에서 가장 중요하다.

소음인은 입이 짧다. 양보다는 질이다. 소화력이 약하여 많이 먹지 못하고 가려서 먹는 미식가이다. 정량보다 더 먹거나 저녁 늦게 먹으면 소화가 안 되는 경우가 많다. 또한 음식을 편식하는 경향이 있어 영양을 골고루 섭취할 수 없고 체중저하 현상이 나타날 수 있다. 그러므로 골고루 음식을 섭취하되 소식少食하도록 하고 식사 후에 소화를 위해 가벼운 활동을 하는 것이 좋다.

3. 체질에 맞는 채소 따로 있다

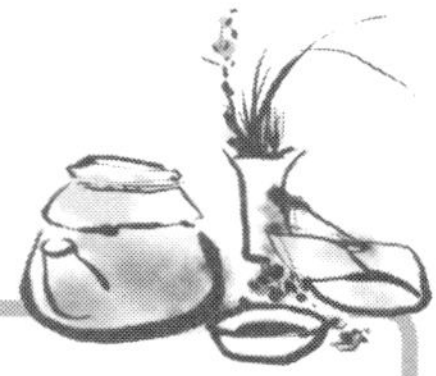

▶ 몸에 좋다고 마구 섭취하는 것은 금물
▶ 속이 냉한 소음인은 가급적 익혀 먹어야

한의학에서는 체질과 음식의 궁합이 맞을 때만 '보명지주保命之主가 충족되고 완실무병完實無病할 수 있다'는 말이 있다. 즉, 생명을 지키는 주요요소(保命之主)와 최적의 건강상태(完實無病)는 사람마다 다르기 때문에 그에 따른 체질별 식이 양생법이 따로 있다는 것이다.

'오래 살려면 채식을 해야 한다'며 최근 불어 닥친 '채식 열풍'도 이런 관점에서 보면 너무나 단순한 발상법이다. 각자의 체질에 맞는 채식을 해야지, 아무 채소나 함부로 먹었다가는 자칫 독이 될 수 있기 때문이다.

가령 차가운 성질인 오이, 참외는 소양인에게는 대변을 시원하게 보게 하는 좋은 음식이지만 속이 냉한 소음인이 먹으면 배가 아프고 설사를 일으키기 쉽다. 그렇다면 체질에 맞는 좋은 먹거리(채식)에는 어떤 것이 있을까? 이를 알기 위해서는 먼저 자신의 체질을 알아두는 것이 필요하다. 태양인 · 태음인 · 소양인 · 소음인 등 조선시대 이제마 선생의 사상체질론에 근거해, 자신에게 맞는 채식의 종류를 살펴보자.

태양인은 기름지고 자극성 있는 음식을 싫어하고, 지방질이 적고 담백한 음식을 좋아한다. 따라서 태양인은 어떤 야채류를 먹어도 건강을 유지하는 데

무리가 없다. 배추, 감자 등 야채류는 대부분 잘 맞고 메밀, 감, 바나나, 토마토, 모과, 달래, 포도 등 담백한 음식이 특히 몸에 좋다. 하지만 밀가루와 같이 자극성이 있거나 걸쭉하고 빽빽한 채소 혼합 음식은 오히려 해가 된다.

태음인은 음식에서도 태양인과 정반대다. 감, 모과나 키위, 앵두, 배추, 조개, 솔잎 등 열을 인체 내부로 모으는 음식은 피하는 게 좋다. 폭식이나 대식습관이 있고 비만형이 많은 태음인의 특성상 몸에 열이 쌓이면 고혈압, 중풍, 심장질환 등 심혈관계 질환을 일으키기 쉽다. 따라서 태음인은 열을 발산시키는 음식, 즉 무, 당근, 연근, 토란, 마, 더덕, 우엉 등의 뿌리음식이나 도라지, 고사리, 송이버섯, 두부, 콩나물, 콩비지, 김, 미역 등 담백한 채식이 몸에 이롭다.

소양인의 음식습관은 소나기 밥을 먹는다는 것인데, 급한 식사습관 때문에 소화기 질환을 유발하는 경우가 잦다. 몸 안에 열이 많아 한 겨울에도 냉면 같은 차가운 음식을 즐겨먹는 소양인에게 인삼, 꿀과 같이 몸의 열을 북돋우는 음식이 맞지 않는 것은 당연한 일이다.

장모가 인삼을 재운 꿀단지를 줬다고 덥석 받아 먹었다가는 가슴이 답답해지면서 열이 오르고, 변비가 생기는 경우가 있으니 주의해야 한다. 몸에 좋은 야채류로는 성질이 서늘한 오이, 배추, 아욱, 가지, 호박, 우엉, 상추, 미나리 등이 있고, 보리, 팥, 녹두, 참깨, 메좁쌀 등의 곡물류도 체질에 맞다. 수박, 참외, 딸기 등과 같이 몸이 시원해지는 과일도 좋다. 하지만 마늘, 고추와 같이 따뜻한 성질을 가진 야채는 적게 먹는 것이 좋다.

소음인은 편식하는 경향이 강한데다 체질이 냉하고 소화장애가 많다. 때문에 소화가 잘 되고 따뜻한 기운을 낼 수 있는 냉이, 미나리, 시금치, 양배추, 쑥갓, 감자, 파, 마늘, 후추, 생강, 부추 등의 야채가 체질에 어울린다. 하지만 이런 음식도 날로 먹으면 냉한 기운이 몸에 퍼질 수 있어 꼭 익혀 먹고 한약재도 볶아서 사용한다. 소음인에게 해로운 음식은 성질이 차고 소화가 안 되는 메밀, 배추, 배, 수박, 오이, 고구마, 밤, 호두, 녹두, 보리, 팥, 우유 등이다.

4. 봄철 건강

사계절과 밤낮은 만물의 성장, 발달과 결실의 근본이 된다. 즉 봄・여름에는 양기陽氣를 길러 성장과 발달의 위주로 하고, 가을・겨울은 음기陰氣를 길러 결실을 맺고 마무리한다.

보통, 봄의 특징은 겨울 동안에 응축하였던 에너지를 상하좌우 방향으로 확 퍼지게 하는 것이다. 즉, 핵폭탄의 잠재 에너지가 터져 외부로 발산됨으로써 버섯모양으로 퍼져나가는 것과 같은 현상이다.

이렇게 생동生動하는 봄의 특징을 제대로 발휘하지 못하면 몸이 나른하여 무겁고, 낮에 졸리는 현상 등이 나타난다. 따라서 이러한 계절의 변화에 몸이 잘 적응하도록 도와주는 것이 필요하다. 봄철에 걸리기 쉬운 질환을 중심으로 체질별 예방법을 살펴본다.

첫째로, 봄철에 걸릴 수 있는 쉬운 질환은 눈질환이다. 그중에서도 자극성 및 알레르기성 결막염, 각막염, 각막궤양 등이 으뜸이다. 이 가운데 황사는 자극성 결막염과 각막염을 일으키는 주요 요인인데, 황사에 섞인 철, 규소, 구리, 납, 카드뮴, 알루미늄 등의 중금속과 대기 중 오염 물질이 눈 속에 들어가면 따갑고 이물감이 느껴지는 증세가 나타난다. 손으로 비비면 각막에 상처가 생기고 세균에 감염돼 각막염 등을 일으킨다. 또 봄철에 흩날리는 자작나무, 오리나무, 참나무, 꽃가루 등은 알레르기성 눈병을 유발한다. 가려운 증상 외에 재채기를 하고 눈물이 많이 나며 눈이 퉁퉁 붓는 것이 특징이다. 이러한 증상은 태양인과 소양인에게 특히 자주 일어나는 경향이 있다. 이러한 눈질환을 예방하는 가장 좋은 방법은 외출을 최대한 자제해 눈병을 일으킬 수 있는 원인물질을 멀리 하는 것이다. 외출하더라도 모자, 선글라스 등을 착용해 눈을 보호하고 수시로 손을 깨끗이 씻어야 한다. 가렵거나 따갑다고 눈을 비비는 것은 절대 금물이며, 식염수나 미지근한 물로 눈을 세척하는 것이 좋다.

둘째로 춘곤증春困症이다. 춘곤증은 단순히 노곤하다고 느끼는 정도에서 낮에도 주체할 수 없이 졸음이 쏟아지는 정도까지 다양하게 나타난다. 한방에서는 밤에 충분히 자고 적당한 운동을 하며 영양 섭취를 골고루 하는 것이 춘곤증을 쫓는 방법으로 알려져 있다. 특히 체력이 약한 소음인의 경우에는 더욱 영양에 신경을 써야하고, 체중이 많이 나가는 태음인의 경우에는 가볍게 땀을 내는 운동이 필요하다. 그리고 소양인과 태양인의 경우에는 잠깐 낮잠을 자거나 비타민을 복용하는 것도 좋은 방법이 되겠다.

한의학의 경전인 『황제내경黃帝內經』에는 봄에 대하여 다음과 같이 서술하였다. "봄은 천지의 만물을 생동케 한다. 마땅히 늦게 잠자고 일찍 일어나서 정원을 산보하며, 옷차림을 가볍고 편안히 하며, 마음가짐을 너그럽게(예 : 남의 것을 빼앗지 말고, 벌하지 말고) 하는 것이 봄의 양생방법이다. 이것을 바로하면 간肝의 기능이 봄에 응하여 손상되지 않는다." 이와 같이 우리 선조들은 자연에 순응順應하는 것을 대자연의 질서로 여기고, 인간이 계절에 적응해가는 방법을 제시하였다. 그러나 현대인들은 계절의 특성을 무시함으로써 봄철의 질환으로 인해 고통을 받는다. 우리들은 이러한 것을 슬기롭게 극복하는 지혜를 발휘해야 할 것이다.

5. 봄철피로증후군, 춘곤증

모 대학 이 교수님(53)은 지난달 15일 특이한 현상을 겪었다. "정말 이상한 하루였어요. 분명히 충분히 잤는데도 자꾸만 잠이 쏟아졌어요. 중요한 프로젝트 발표라 평소엔 졸지 않았는데 정신을 차리고 보니 잠들어 있었어요. 그날은 자리에 앉아 있기만 하면 눈이 감겼어요." 그래서 마침 건강검진을 받은 이 교수님은 병원에서 별다른 이상이 없다고 하였지만 진료실에 찾아와 문의하였다. 이는 누구나 봄철이 되면 겪어봤을 만한 증상으로, 흔히 춘곤증이라고 한다.

지금은 꽃샘추위가 아직 남아 있지만, 봄기운이 느껴지는 계절이다. 흔히 '봄을 탄다'고 표현하는 춘곤증은 의학계에서 공인된 병명이 아니며, 엄격한 의미에서 질병은 아니다. 하지만 시기적으로 2월 하순부터 4월 중순 사이에 흔히 나타나는 일종의 계절병에 속한다.

그렇다면 춘곤증은 왜 생길까? 원인은 여러 가지가 있겠지만, 낮이 길어지고 기온이 올라가는 등, 계절적 변화에 생체 리듬이 즉각 적응하지 못하는 것이 주요 원인이다. 또 봄에는 활동량이 많아지고, 신진대사도 활발해진다. 낮이 길어지면서 수면시간은 줄어든다. 그래서 온몸이 나른해지고 시도 때도 없이 졸음이 밀려온다.

춘곤증의 대표적인 증상은 나른한 피로감, 졸음, 식욕부진, 소화불량, 현기증 등이다. 충분히 잠을 잤는데도 졸음이 쏟아지거나, 식욕이 떨어지고 온몸이 나른하며 권태감으로 일의 능률이 오르지 않는다. 또 어깨가 뻐근하고 몸이 찌

뿌듯하며 쉴 자리만 찾게 된다. 드물게는 불면증과 가슴이 두근거리는 증세를 보이기도 한다.

이러한 춘곤증은 겨우내 운동량이 부족하고 과로로 피로가 누적된 사람일수록 심하다. 한의학에선, 체질적으로 주로 야행성이며 소화기가 약하고 평소 몸이 찬 소음인이나 몸속에 열이 많은 소양인이 춘곤증을 많이 호소한다. 외모상으로는 마르고 신경질적인 사람이 더 심하게 느낀다.

봄에 늘어난 활동량 때문에 단백질, 비타민, 무기질 등 각종 영양소의 필요량이 증가하고 그중에서도 비타민 소모량은 겨울보다 3 ~ 10배 증가한다. 겨우내 이를 충분히 섭취하지 못해 생기는 영양상의 불균형이 춘곤증으로 나타나기도 한다. 이런 상태에서는 입맛이 없다고 식사를 거르거나, 인스턴트식품으로 식사를 대신할 경우, 비타민 C나 대뇌중추를 자극하는 티아민(비타민 B_1) 등의 결핍으로 춘곤증이 더욱 악화된다.

춘곤증은 3, 4월경 나타났다가 사라지는 일시적이고 자연스러운 생리현상이지만 그 증세가 심한 경우 알맞은 조처를 하지 않으면 건강을 유지하기 어렵다.

춘곤증을 극복하기 위한 가장 좋은 방법으로 숙면을 취함으로써 피로를 풀어주는 것이다. 겨울에 신선한 채소를 먹지 못한 우리 조상은 떨어진 면역력을 회복하기 위해 이맘때 들녘에 파릇파릇하게 돋아나는 봄나물을 즐겼다. 겨울의 냉기를 뚫고 나온 신통한 식물이 봄나물이다. 그만큼 생명력이 강하고 따뜻한 봄기운을 머금고 있다. 봄나물의 대표는 달래 · 냉이 · 쑥이다. 봄나물은 영양이 듬뿍 든 자연식이자 최고의 웰빙식품으로 꼽힌다. 춘곤증 예방식품으로도 그만이다. 또한 규칙적인 생활을 하며 스트레스를 피하고, 조급한 마음보다는 여유를 갖는 것이 좋다. 숙면을 위해서는 흡연, 음주, 낮잠, 카페인 음료, 취침 전 운동 등 숙면 방해요인들을 피하는 것이 중요하다. 충분한 영양섭취와 적당한 운동을 하는 것도 도움이 된다.

6. 내 체질에 맞는 봄 음식

상큼한 봄나물로 잃었던 입맛도 찾고 나른함도 이긴다. 봄의 특징을 제대로 이용하지 못하면 몸이 나른하고 무거워 춘곤증 같은 현상이 나타난다. 봄철 음식을 체질과 효용에 따라 응용하면 건강에 큰 도움이 될 것이다.

봄철 식품이 우리 몸에 주는 효능에 대해 알아본다.

음식 종류	태양인	태음인	소양인	소음인
게	○		○	
근대	○	○	○	○
냉이	○	○	○	○
달래	○			○
두릅	○	○	○	○
딸기			○	
미꾸라지		○		○
미나리				○
시금치	○	○		
쑥				○
쑥갓				○
씀바귀	○		○	
아욱			○	
취나물				

(○: 도움이 되는 체질)

냉이

냉이는 성질이 너무 차지도 따뜻하지도 않으며 단맛이 있고 단백질 함량이 높아, 특히 소화기관이 약하고 몸이 허약한 사람들에게 좋다. 몸이 허약해서 나타나는 생리불순, 코피, 산후출혈, 무기력한 노인들에게 좋으며 밥맛이 없고 간기능이 떨어져서 피로가 심한 사람이나 숙취에도 매우 좋다. 모든 체질에 다 좋다.

달래

달래는 성질이 따뜻하고 매운 맛이 있어 불면증과 정력에 좋아 보혈약재로 쓰이며 위염, 자궁출혈이나 생리불순 치료제 등으로 처방된다.

비타민 C가 풍부해 피부노화를 예방하며 간장작용을 강하게 하고 동맥경화 예방에도 도움이 된다. 그러나 달래는 성질이 따뜻하므로 몸에 열이 많은 사람이 너무 많이 먹는 것은 좋지 않다. 주로 소음인 · 태양인에게 좋다.

두릅

여린 두릅순의 신선한 향기는 마음을 편안하게 하여 아침에 잘 일어나지 못하고 활력이 없는 사람, 정신적으로 긴장이 지속되는 사무직 종사자와 학생들이 먹으면 정신이 맑아지고 잠을 편히 들게 하는 효과가 있다.

신장이 약한 사람, 만성 신장병으로 몸이 붓고 소변을 자주 보는 사람이 먹으면 신장기능이 강화된다. 대개 모든 체질에 좋다.

민들레

봄이면 흔히 보이는 민들레는 성질이 평이하지만 약간 찬 편으로 몸속의 열을 없애고 염증을 가라앉히는 작용을 하기 때문에 여러 곳의 염증성 질환에 사용한다. 여러 부위의 종기, 몸이 허약해 입안에서 냄새가 날 때, 방광염, 질염 등에 사용할 수 있다. 모든 체질에 다 좋다.

씀바귀

성질이 차서 오장의 나쁜 기운과 열기를 없애고 심신을 안정시키며 잠을 몰아내는 효과가 있어 춘곤증 등으로 고민하는 사람에게 좋다.

젖몸살이 나거나 기침을 많이 할 때, 입이 쓰고 마르면서 식욕이 없을 때, 소변색이 붉고 요도가 거북할 때 좋다. 주로 소양인・태양인에게 좋다.

7. 여름나기

2002년 6월은 한국의 월드컵 축구경기를 응원하면서 초여름의 더위도 잊은 채 지낸 것 같다. '대 ~ 한 민국' 언제 외쳐도 가슴이 시원하다.

보통 여름은 더워야 하고 겨울은 추워야 그해 농사가 잘 된다고 한다. 여름에는 땀이 많이 나서 기운이 딸리는 현상을 우리는 흔히 경험하곤 한다. 땀은 체내 수분으로 물과 전해질로 구성되어 있다. 한방에서는 '땀 = 기氣 + 진액津液'이라 하여 땀이 많이 나면 그만큼 기와 진액이 소모되는 것이다. 그래서 우리 한국인은 복날에 보신탕, 삼계탕 등으로 영양을 보충한다. 더운 여름을 지혜롭게 지내야 우리 인체도 건강할 수 있는 것이다.

작년에 미국에서 직장인들을 대상으로 휴가와 심장질환의 발생률을 조사한 보고를 본 적이 있다. 매년 휴가 없이 열심히 직장에서 일한 사람이 휴가를 꼬박꼬박 지킨 사람보다 심장병 발생률의 2배가 넘는다고 한다. 따라서 여름휴가는 현대인에게 있어서 정신적 · 육체적 건강에 중요한 비중을 차지한다고 할 수 있을 것이다.

'열심히 일한 당신, 떠나라!'

태양인

여름철 건강관리

태양인은 쉽게 여름을 타지는 않으나, 일 또는 대인관계에서 오는 스트레스에 대한 자기조절이 반드시 필요하다. 또한 담백한 음식과 수분을 충분히 공급하여 소변량이 줄지 않도록 함으로써 여름을 날 수 있어야 할 것이다.

태양인의 식습관을 살펴보면, 식성이 아주 까다롭거나 아니면 아주 무관심한 편이다. 대부분 기름지고 자극적인 음식을 싫어하고 주로 야채나 담백한 음식을 선호한다. 그리하여 여름철 건강에 유익한 음식은 담백한 음식, 메밀(냉면), 문어, 홍합, 조개, 모과, 키위, 포도, 오렌지 등이 있고, 해로운 음식은 자극성이 있거나 중탁한 음식(육류), 유제품, 밀가루 음식, 술 등이 있다.

태양인은 땀을 많이 내는 운동은 바람직하지 않으므로 기공, 무술, 검도 등 심신을 조절하는 운동이 적합하다. 운동은 power성[1] 순환계 운동이 권할 만하다. 즉 100m 달리기, 단거리 사이클타기, 50m 수영 등이다. 등이 발달되고 복부가 약한 체질이므로 등과 머리부위의 근육은 스트레칭운동을 하고, 복부의 근육은 윗몸일으키기, 등배운동 등으로 강화하도록 해야 한다.

알맞은 휴가지 유형

태양인은 예능에 뛰어난 재능을 타고나는 경우가 많다. 그리하여 음악, 미술, 서예에 대하여 전문가 수준인 경우가 많다. 또한 취미로 직접 연주하거나 작업하는 경우도 많다. 따라서 수준 높은 공연을 관람하도록 하자. 그들만의 세계에 함께 도취하면 더위는 문제가 되지 않는다. 아니면 내년 여름에는 대금을 배워 보자. 소리가 제대로 나기 시작하여 한 곡을 연주할 정도가 되면 이마엔 땀, 가슴엔 감동이 있을 것이다.

1. 높은 강도로 행하는 단시간 운동.

또한 역사, 철학, 정치에 관심있는 태양인도 있다. 그리고 한 가지 주제를 찾아 도서관이나 인터넷으로 박물관, 문화유산을 검색하자. 사전에 준비를 철저히 하여 겉만 보지 말고, 내력과 배경을 같이 음미하면 더욱 흥미가 있을 것이다.

언젠가는 CEO가 되어야지 하는 야망을 가진 태양인은 먼저 사람을 관리하는 방법에 대한 책들을 읽으면서 내일을 준비하도록 하자. 꿈을 먹는 태양인, 북극에 있는 것보다 더욱 시원할 것이다.

소양인

여름철 건강관리

소양인에게 이열치열(以熱治熱)의 방법이 썩 좋은 것은 아니다. 왜냐 하면 대부분 마른 체형으로 화(火)와 열(熱)의 병증으로 변비 등이 생길 우려가 있기 때문이다. 오히려 차분한 일처리 및 여름과일을 즐기면서 여름나기를 하는 것이 현명하리라 생각된다.

소양인은 소나기 밥, 즉 너무 급히 먹는다. 원래 소화기능은 약하지 않아서 크게 탈은 없지만 자칫 급한 식사습관이 소화기질환을 유발하는 경우가 종종 있는데 천천히 소화시키면서 음식의 맛을 즐길 필요가 있다. 여름철 건강에 유리한 음식은 보리, 수박, 참외, 딸기, 굴, 상추, 배추, 해삼, 전복, 추어탕, 돼지고기 등이 있고, 해로운 음식은 꿀, 마늘, 고추, 개고기 등이 있다.

소양인은 운동을 인내심을 가지고 꾸준히 오래하지 못하므로 무엇보다도 욕심을 내지 말고 1주일에 3회, 3달 이상 꾸준히 운동하여야만 건강할 수 있음을 명심하여야 한다. 소양인의 운동은 근 power성 운동이다. 즉 역도, 씨름, 평행봉 등이 있다. 부위적으로 가슴이 발달하고 허리 · 엉덩이 · 하체가 약한 체형이므로 가슴부위 근육은 스트레칭운동을 하고, 허리 · 엉덩이 · 하체부위 근육을 강화하는 운동을 하도록 한다.

알맞은 휴가지 유형

살아 있는 휴양지를 찾아라. 직접 체험에 스릴까지 있으면 더욱 좋다.

최근에 인기 있는 패러글라이딩, 래프팅, 산악자전거타기, 승마 등을 해보는 것도 재미있을 것 같다. 자연, 스릴, 재미 등을 고루 갖춘 휴양지로 떠나라. 여러 사람과 함께 하는 즐거움도 있으니 더욱 좋다. 또한 한강변에서 즐기는 수상스키, 요트타기 등도 여름을 이기기에는 충분하다.

가까운 놀이공원에서 아이들을 데리고 놀이기구를 타거나, 테마가 있는 공원에 가는 것도 괜찮다. 최근에는 쾌적한 옥내외 풀장 및 사우나 등을 겸비한 호텔 바캉스 패키지도 이용할 만하다.

혹 관심이 있으면 패션쇼에 한번 가보면 어떨까 한다. 모델들의 현란한 움직임, 화려한 디자인, 잘 기획된 무대장치 등은 굉장한 흥미를 줄 것이다. 이러한 눈의 즐거움은 단순히 극장에서도 느낄 수 있다. 따라서 재미있는 영화를 보면서 더위를 쫓을 수 있는 것이다.

태음인

여름철 건강관리

태음인은 원래 땀이 잘 나므로 여름을 싫어하는 사람이 많을 것이다. 그러나 적당한 수분보충과 여름휴가를 이용하여 가까운 산과 바다에서 여가를 즐길 수 있다면 지겨운 여름은 아닐 것이다.

태음인은 폭식하는 대식가가 많다. 질보다는 양을 선호한다. 무엇이든 간에 풍성해야 하며 음식을 절제하지 못해 많이 먹고 보자는 식이다. 그리하여 여름철 건강에 유익한 음식은 꼬리곰탕, 율무, 은행, 더덕, 콩, 소고기, 우유 등이 있고, 해로운 음식은 커피, 닭고기, 돼지고기 등이 있다.

태음인은 몸을 움직이기를 싫어하고 성품적으로 돌아다니기를 싫어해서 컴퓨터 앞에서 게임을 좋아하는데 반드시 땀을 내서 운동을 해야 한다. 다양한 운동종목을 활용하는 것도 괜찮다. 태음인의 운동은 지구성[2] 순환계 운동이 좋다. 즉 등산, 마라톤, 조깅, 장거리 수영, 장거리 사이클 등이다. 배가 발달되고 머리와 등이 약한 체질이므로 배부위의 근육은 스트레칭운동을 하고, 머리와 등의 근육을 강화하도록 한다.

알맞은 휴가지 유형

물이 있는 곳은 어디든지 좋다.

먼저, 괜찮은 섬을 찾아라. 조그만 배를 빌려 바다낚시를 할 수 있는 곳이면 최상이다. 흔들리는 바다 위에서 손맛을 보는 것은 색다르다. 낚시한 물고기로 즉석에서 매운탕에 소주 한잔, 최고의 휴가일 것이다. 그리고 모래사장이 있는 해수욕장에서 수영, 물놀이를 하거나 선텐하며 여름을 마음껏 누리는 것이 좋다.

나이가 드신 태음인 부모를 모시고 휴가를 갈 때는 온천이 있는 곳으로 가라. 보통 태음인이 여름에 땀이 많아 고생하지만 온천하면서 내는 땀은 질적으로 다르다. 뜨거운 온천물에서 땀을 쭉 내고 난 뒤의 상쾌함은 태음인만이 누리는 특권이다.

휴가만으로 더위사냥이 만족스럽지 못하면 가까운 스포츠센터에서 수영을 하는 것이 좋겠다. 태음인의 수영은 더위도 잊고, 건강도 챙기는 일거양득의 방법이다.

---

2. 낮은 강도로 행하는 장시간의 운동.

소음인

여름철 건강관리

소음인은 소화기능이 약하여 여름에 쉽게 탈이 나는 경우가 많고 에어컨 등으로 냉방병에 노출될 우려가 많다. 그러므로 여름과일이나 차가운 음료수를 적당히 섭취하고 가벼운 운동으로 여름을 이길 수 있도록 하여야 할 것이다.

소음인은 입이 짧다. 양보다는 질이다. 소화력이 약하여 많이 먹지 못하고 가려서 먹는 미식가이다. 그러나 음식을 편식하는 것은 영양을 골고루 섭취할 수 없고 체중 저하 현상이 나타날 수 있다. 그러므로 음식을 골고루 섭취하되 소식少食하도록 하고 식사 후에 소화를 위해 가벼운 활동을 하는 것이 좋겠다. 그리하여 여름철 건강에 유리한 음식은 삼계탕, 보신탕, 찹쌀, 차조, 대추, 부추, 생강, 아욱, 쑥, 닭고기 등이 있고, 해로운 음식은 맥주, 메밀, 보리, 참외, 밤 등이 있다.

소음인은 다른 체질과 달리 운동을 무리하게 하면 오히려 피곤이 누적되기 쉽다. 그리고 땀을 많이 흘리는 것은 삼가야 한다. 따라서 가벼운 운동을 자주 하는 것이 바람직하다. 허리와 하체 스탠스가 좋으므로 골프, 야구 등 하체 안정성을 요하는 운동이면 더욱 좋다. 소음인의 운동은 근지구성 운동이 좋다. 예컨대 턱걸이, 윗몸일으키기, 팔굽혀펴기, 체조, 덤벨운동 등이다. 부위적으로는 엉덩이가 발달되고 가슴이 빈약한 체질이다. 그래서 허리, 엉덩이, 다리 부위의 근육은 스트레칭운동을 하고, 가슴의 근육을 강화하도록 한다.

알맞은 휴가지 유형

자연바람이 있는 곳을 찾아라. 에어컨, 선풍기, 팥빙수는 소음인의 적이다.

우리 주변에는 산들이 많다. 그리고 그 산속에는 아담한 통나무집이 숨어 있는데, 이것이 휴양림이다. 이곳에서 완전히 복잡한 세상을 떠나 자연인이 된 듯한 체험을 할 수 있을 것이다. 시원한 계곡바람은 에어컨과는 다른 시원함을 주고, 준비한 음식으로 소화에 부담도 없을 것이다.

또는 가벼운 책을 들고 어디든 그늘이 있는 곳으로 가자. 책 읽으며 간접체험을 통해 상상의 나래를 마음껏 펴고, 독서삼매경에 심취하면 이보다 더한 피서도 없을 것이다.

불교를 믿는 사람은 불교문화재 및 사찰을 찾아 부처의 가르침을 탐닉하는 것도 좋겠다. 기독교를 믿는 사람은 성지를 순례하며 예수의 큰 사랑을 체험하는 것도 뜻있는 일이다. 유학에 관심이 있는 사람은 가까운 한문학원을 찾아 고서 를 읽으며 자신의 몸과 마음을 수양하는 것도 좋겠다.

우리나라는 지역에 따라 독특한 먹거리가 있다. 그 지역의 특성은 대부분 음식에 담겨 있다. 이러한 독특한 먹거리는 미식가인 소음인에게는 휴가계획 시 반드시 챙겨야 할 귀중한 정보이다.

8. 체질과 땀

여름에는 땀이 많이 나서 기운이 달리는 현상을 우리는 흔히 경험한다. 땀의 성분은 물이 99%이며, 그밖에 염화나트륨(소금), 염화칼륨, 락트산(젖산), 요소 및 글루코스(포도당)와 기타 유기물이 조금씩 녹아 있다.

또한, 땀이 나는 부위를 관찰하여 건강상태를 판단하는데, 이것은 체질에 따라 차이가 있다. 따라서 체질별 건강한 땀의 부위를 살핌으로써 자극(활동, 노동, 운동)의 양, 강도, 시간 등을 결정해도 될 것이다.

태양인은 먼저 일에서 오는 스트레스 및 갈등을 해소하기 위한 자기 감정의 조절이 필요하다. 주로 자극성이 있는 음식이나 기름진 음식과 음주는 피하고, 담백한 음식과 수분공급으로 소변량이 줄지 않도록 하여 여름을 이길 수 있어야 할 것이다. 운동 후에 허리나 사타구니에 땀이 날 정도가 가장 적당한 운동량이라고 판단되며 건강한 땀이라고 생각할 수 있다.

소양인은 대부분 마른 체형으로 화火와 열熱의 병증인 피로, 체중감소, 초조, 변비 등이 생기기 쉽다. 따라서 차분한 일처리 및 여름과일을 즐기면서 여름나기를 하는 것이 현명하리라 생각된다. 운동 후에 손발에 땀이 날 정도면 가장 적당한 운동량이라고 판단되며 건강한 땀이라고 생각할 수 있다.

태음인 중에는 더위에 땀이 많아 여름을 싫어 하는 사람이 많다. 그러나 통풍이 잘 되는 간편한 옷차림과 적당한 수분보충, 가까운 계곡이나 바다에서 물놀이를 즐길 수 있다면 지겨운 여름은 아닐 것이다. 그리고 수영과 같은 전신

운동도 하고 시원하게 여름을 보내는 것도 좋을 듯하다. 운동 후에 이마에서 시작하여 얼굴과 목 그 다음에 가슴에 땀이 날 정도면 가장 적당한 운동량이라고 판단되며 건강한 땀이라고 생각할 수 있다.

소음인은 선풍기나 에어컨 등에 오래 노출되면 냉방병에 걸릴 우려가 많다. 그리고 속이 냉하여 여름에 쉽게 장이 탈나는 경우가 있으므로 차가운 음료 및 여름과일은 적당히 섭취하도록 하고 따뜻한 음식을 섭취하여야 한다. 지나치게 땀을 많이 흘리는 것은 기氣를 소모하기 쉬우므로 가벼운 운동으로 식욕을 향상시키고 소화를 촉진하도록 해야 한다. 운동 후에 코끝과 인중(코와 입 사이)에 땀이 날 정도면 가장 적당한 정도라고 판단하며 건강한 땀이라고 생각할 수 있다.

그러나 특별한 이유 없이 예전보다 땀의 양이 급격히 늘어나면 각종 질환의 '전조'가 아닌가 의심해야 한다. 등에 식은 땀이 나면 결핵, 땀을 흘린 뒤 속옷이 누렇게 변하면 간질환을 의심할 수 있다. 간염, 장티푸스 등 발열성 질환에 걸려도 내의를 흥건히 적실 정도로 땀이 난다. 또한, 무더위가 계속되면 각종 만성 질환자들은 땀의 양에 신경을 써야 한다.

당뇨병 환자는 땀으로 수분이 과도하게 빠지면 혈당량이 급격히 증가할 수 있다. 심장병 환자는 강심제의 역할을 돕는 몸속의 칼륨이 땀과 함께 빠져나가면 강심제를 먹어도 심장 수축이 제대로 안 될 수 있다. 이 밖에 신경성 위염, 만성위염 등 위장 질환자들도 과도하게 땀을 흘리면 수분 부족으로 전해질의 균형이 깨져 증세가 악화될 수 있으므로 주의해야 한다.

9. 겨울철 약이 되는 음식

겨울철은 기온이 떨어지면서 추위를 이기기 위해 칼로리 소모가 다른 때보다 많아지는 계절이다. 기초대사량이 여름보다도 10% 이상 증가하기 때문에 식욕이 배로 증가하게 된다. 먹을거리의 유혹이 그 어느 때보다 강해지는 계절, 무엇을 먹어야 할까?

겨울에는 일단 잘 챙겨 먹는 것이 최고이다. 건조하고 추운 겨울에는 영양가 높고 따뜻한 성질의 음식을 많이 섭취하는 것이 좋다. 따뜻한 음식은 몸을 부드럽게 하고 몸을 덥혀주어 신진대사를 활발하게 만든다. 단백질과 지방이 풍부한 육류를 푹 고아 국물을 낸 도가니탕 · 설렁탕 등의 음식을 먹는 것이 좋다. 특히 도가니에 풍부한 콜라겐은 허약한 체질이나 추위에 지친 몸에 좋다. 또 대추차 · 유자차 · 모과차 등은 몸에서 열이 나게 하므로 겨울 추위를 이기는 데 효과적이다. 그 외, 겨울철 약이 되는 음식 뭐가 있을까?

호박

호박죽은 겨울 별미 음식이다. 호박은 채소 가운데 녹말이 가장 풍부하고 감자와 콩류 다음으로 칼로리도 높다. 많은 베타카로틴은 몸속에서 비타민 A로 바뀌어 기도와 콧속 점막을 튼튼히 해 감기에 대한 저항력을 키워준다. 또 미네랄과 비타민 B · C도 풍부해 신진대사와 면역력을 좋게 한다. 다만 찬 성질이 있어서 몸이 차거나 소화력이 약한 사람은 많이 먹지 않는 것이 좋다.

고등어

고등어는 체력이 약한 사람이나 위가 약한 사람에게 좋으며, 비타민 B_2가 많아 혈액순환을 원활하게 해주고 피를 보충해주는 성질이 뛰어나기 때문에 움츠리기 쉬운 겨울에 먹으면 더욱 효과적이다. 특히 고등어에는 생선에만 들어 있는 특수한 영양소인 EPA(Eicosapentaenoic Acid)와 DHA(Docosa Hexanoic Acid)가 많이 함유되어 있어 두뇌 활동이 원활하도록 도우며, 면역력을 키워준다. 다만 고등어에 들어 있는 히스티딘은 고등어가 부패되기 시작하면 히스타민으로 바뀌는데, 면역조절기능이 떨어진 사람이 먹으면 두드러기가 생길 수 있다. 특히 몸이 차고 소화기관이 약한 사람은 주의해야 한다.

양배추

서양에서는 3대 장수 식품으로 요구르트, 올리브, 양배추를 꼽는다. 위궤양에 좋은 식품으로 알려진 양배추는 감기에도 효과가 좋은 식품이다. 양배추가 특히 위에 좋은 이유는 항산화 성분과 다량의 비타민들이 위점막을 보호, 재생해 주기 때문인데, 위뿐 아니라 코와 기관지 점막까지 보호해 감기 바이러스가 침투해도 끄떡없도록 돕는다.

당근

당근은 카로틴이 풍부한 음식으로 비타민, 칼륨, 칼슘, 식이섬유 등이 균형 있게 함유되어 있고 점막을 튼튼하게 해주어 세균에 대한 저항력을 키워준다. 특히 비타민 A가 많아 시력을 보호하고, 살결이 거칠거나 병균에 저항력이 없어 여드름이 잘 생기는 것을 개선시켜 준다. 또 겨울철에 당근을 먹으면 감기 예방 효과가 있어 더욱 좋다. 따라서 허약한 사람이나 병후 환자, 피로를 쉽게 느끼는 사람에 좋다. 다만 성질이 따뜻하므로 몸에 열이 많은 사람은 많이 먹지 않는 것이 좋다.

고구마

고구마는 알칼리성 식품으로 칼륨, 칼슘, 인과 비타민 A · B_1 · B_2 · C 등이 들어 있어 비타민의 보고라 할 수 있다. 통변을 원활하게 하는 역할도 하는데 섬유질뿐 아니라 수지樹脂 성분이 들어 있어 배설을 촉진시킨다. 생고구마를 잘라 보면 하얀 진액이 나오는데 이것이 수지배당체인 얄라핀이라는 성분이다. 고구마를 먹으면 피부가 좋아진다고 말하는 것은 통변이 원활하기 때문이다. 다만 주성분이 전분이기 때문에 100g당 열량이 130Kcal로 아주 높은 편이므로 비만, 당뇨병 환자들은 많이 먹지 않는 것이 좋다.

10. 체질별 자기표현

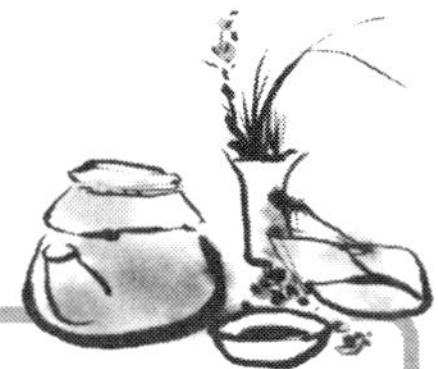

▸ 독선적 태양인 — 수다스런 소양인
▸ 답답한 태음인 — 꽁한 소음인

'현대는 자기 PR시대'라고 할 만큼 자기표현능력이 중시되고 있다. 그리하여 우리 어머니들은 어린아이의 발표력을 키우기 위해 초등학교에 입학하기 전부터 학원생활을 강요하고 있다.

자기표현은 말과 제스처 및 얼굴표정 등의 수단으로 내면의 생각과 감정을 외부로 전달하는 과정이다. 자라난 환경과 교육 정도에 따라 약간의 차이는 있지만 본디 타고난 자기표현능력이 인위적인 교육에 의해 개선되기란 그리 쉽지 않은 것 같다.

체질별 자기표현 내용과 결과를 분석하여 나를 알고 남을 안다면 생활을 보다 부드럽고 즐겁게 만들 수 있다.

태양인은 뛰어난 언변으로 대중을 휘어잡아 자기가 의도한 방향으로 유도한다. 또한 명석한 두뇌로 기발한 아이디어를 제시하기도 한다. 반면에 독선적인 면도 있어 자신의 주장을 반박하는 상대방을 묵살하거나 서슴지 않고 심한 욕설을 퍼붓기도 한다.

소양인은 재치와 유머가 뛰어나 풍부한 화술을 과시하고 손발 및 몸을 이용하여 자기표현을 하므로 말에 설득력이 있다. 반면에 말이 많아 수다스럽게 느껴지기도 하며, 말에 실수가 많고, 무심코 뱉은 말에 상대방의 기분을 상하게 하는 경우가 종종 있다.

태음인은 과묵하고 자기표현을 쉽게 하지 않는다. 자기 주장을 끝까지 피력하고 훈계나 설교를 좋아한다. 외모에서 풍기는 위엄과 중압감으로 청중을 이끄는 경우도 있다. 반면에 말에 조리가 없고 어수선한 면이 있으며, 비논리적이어서 듣는 사람이 답답하게 느끼는 면도 있다.

소음인은 말에 순서가 있고 논리정연하다. 말과 제스처는 조용하나 말에 짜임새가 있으며 차분히 상대방을 설득한다. 반면에 듣기 나쁜 소리는 내색하지 않아도 가슴 깊이 간직하는 꽁한 면이 있다.

11. 이미지 성형수술

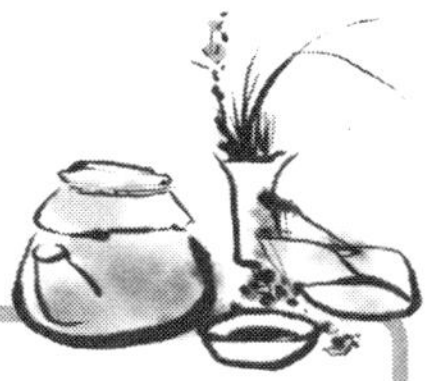

- ▸ 태양인 : 카리스마적 인상 → 포용력 있는 지도자
- ▸ 소양인 : 날카로운 인상 → 유머 있는 인상
- ▸ 태음인 : 무뚝뚝한 인상 → 순박한 인상
- ▸ 소음인 : 맹한 인상 → 매력적인 인상

더욱 예뻐지고 멋있게 보이려는 욕구는 누구나 가지고 있다. 현대가 경쟁사회라는 점을 감안할 때, 특히 회사의 면접시험을 치르기 위해 얼굴에 칼을 대는 사람이 종종 있다고 한다.

최근 20대 미혼 남성들에게 여론조사한 결과를 본 적이 있다. 그 중에 하나가 성형수술에 관한 것이었는데, 응답자의 70% 이상이 외모에 대한 자신감이 진취적이고 적극적인 사회활동에 연결된다고 생각하고 있으며, 여자친구의 성형수술에 대해서도 긍정적으로 평가하고 있었다. 또 우리나라 여성들은 1일 중에 58분을 외모 가꾸기에 사용하고, 1일 평균 5번 거울을 본다고 한다. 비단 여성뿐만 아니라 자신의 이미지가 더욱 예쁘고 반듯하게 보이길 원하는 것은 누구나 마찬가지인 것이다.

그런데 첫인상은 외모가 전부는 아니다. 일반적으로 자신의 이미지는 외모와 인상이 합하여 종합적으로 반영된다. 따라서 자기가 가지고 있는 본래 외모와 인상을 알고 이미지를 개선하는 것이 무엇보다 중요하다고 생각된다.

태양인의 카리스마적인 인상은 때론 무섭게 느껴질 수 있으며, 날카롭고 신경질적인 인상이 있다. 그러므로 부드러운 미소를 갖도록 하고 괴팍한 행동은 자제하는 것이 좋다.

소양인은 눈매나 콧날이 날카롭고 얼굴도 갸름하여 인상이 차갑다. 그리하여 쉽게 다른 사람이 접촉하기 힘든 경우가 많다. 그러나 특유의 유머와 재치를 살리고 발랄하고 정열적인 이미지를 부각시킬 수 있도록 하는 것이 좋다.

태음인은 무뚝뚝하고 고집스런 인상이 숨어 있다. 그러나 특유의 순박함과 듬직함을 살리고, 여성일 경우는 부잣집 맏며느리 같이 포용력이 있어 보이도록 노력해야 하겠다.

소음인은 맹해 보이고 때론 간사해 보이는 인상이 숨어 있다. 깔끔하고 세련된 용모로 다른 사람에게 쉽게 호감이 갈 수 있으나 너무 고고하고 깐깐하면 오히려 멀리 할 수 있기 때문에 잦은 대화와 적극적인 활동, 대범한 태도로 다른 사람과 접촉을 시도해야 하겠다.

12. 옷차림

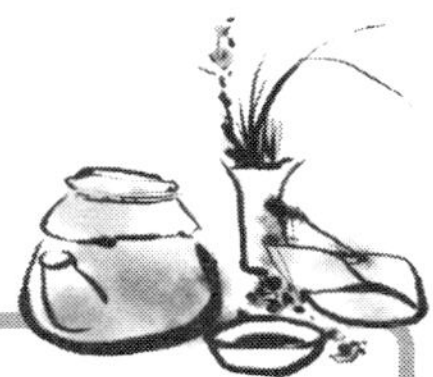

▶ 태양인 : 복고적이고 실용적인 옷차림
▶ 소양인 : 화려한 옷차림
▶ 태음인 : 편안한 옷차림
▶ 소음인 : 단정한 옷차림

여자는 남자를 볼 때 제일 먼저 목 주위, 즉 넥타이와 와이셔츠를 보고 그 사람의 옷맵시를 본다고 한다. 그러나 남자는 여자의 옷선을 본다고 한다. 그만큼 이성의 옷차림은 시각적인 접근이기 때문에 그 사람을 평가하는 첫 출발이 된다.

반면에 옷차림은 자기를 표현할 수 있는 하나의 장식이 되기에 자기의 지위와 위치를 반영하거나 개성을 드러낼 수 있다. 따라서 체질별 옷차림의 특성을 살펴보고 자신의 옷차림에 장점을 살리는 지혜를 발휘하였으면 한다.

태양인은 복고적인 옷차림을 좋아한다. 유행에 그렇게 민감하지 않아 옷차림에 변화를 싫어하고 실용성을 중요시한다. 그러나 개성이 강하여 예스러운 옷을 즐겨 입기도 한다.

소양인은 화려하고 파격적인 옷차림을 선호한다. 유행은 나에게서 시작된다고 생각하는 부류로, 흔히 남을 의식하지 않고 과감한 옷차림을 좋아한다. 원색을 좋아하고 자기 마음에 들지 않는 옷은 한 번 입고 버리는 경우가 많다.

겨울에 아무리 추워도 옷차림에 지장을 주면 내의를 절대 입지 않는 특성이 있다.

태음인은 옷차림에 신경을 쓰지 않고 편안한 복장을 즐겨 입는다. 무난한 색상을 좋아하고 유행에 민감하지는 않다. 때론 과감한 변화를 시도하나 어쩐지 어색한 경우가 종종 있다.

소음인은 유행에 민감하나 단정한 옷차림을 보인다. 단추도 끝까지 꼭 잠궈야 하며 머리도 말쑥해야 마음이 산란하지 않다고 생각한다. 그리하여 전체적인 어울림을 중시하여 옷차림 색상의 배색, 머리모양, 신발, 액세서리 등이 모두 어색하지 않고 자연스럽다. 추위를 많이 느껴 옷차림이 계절을 앞서 가는 경우가 종종 있다.

13. 부부유별夫婦有別

우리 나라가 지난 IMF체제의 경제위기가 계속되는 가운데 또 다른 사회적 문제로 대두되던 것이 가정의 파괴였다.

얼마 전에 IMF체제 후 '합의이혼'에 대한 통계자료를 본 적이 있었는데 연령별로 보면 20대부터 60대까지 다양하였으며, 이혼사유로 경제적 문제와 성격차이가 가장 많았다.

놀라운 것은 예전에는 주로 20-30대가 성격차이에 의해 이혼하는 경우를 볼 수 있었는데, 최근에는 50-60대에서도 경제적 문제와 성격차이에 의해 이혼하는 경우가 왕왕이 생긴다는 것이다. 이것은 연령에 관계없이 경제적인 외적 조건을 이유로, 평소 잠재해 있던 성격(개성) 차이라는 불협화음, 즉 내적 조건을 표출하는 사회적 현상으로 생각된다.

원래 전통적인 한국의 가정문화는 생활이 어려울수록 부부간에 더욱 끈끈한 정이 생기고 서로 위로하며 어려움을 극복하였는데 현재에 이르러 점차 변해가는 우리 가정에 부부간의 체질(성격과 기질, 생리적 현상)을 이해한 내조와 외조가 더욱 절실하다는 생각이 든다.

가령, 태양인 부부는 그 수가 매우 드물지만 각각의 다양한 스타일을 이해해야 한다. 태양인은 열정적이나 때론 난폭하고 독선적이어서 혐오스러운 사람도 있지만, 고전적이면서 낭만적인 정신적 사랑을 추구하는 사람도 있다.

따라서 태양인은 사소한 간섭을 피하고 감정의 절제를 유도할 필요가 있다. 배우자를 위해 교외에 있는 색다른 분위기의 조용한 음악카페에 함께 간다거나, 대자연을 느낄 수 있는 곳으로의 단기여행, 음악감상 및 낚시 등도 기분전환을 위해 좋을 것 같다.

소양인 부부는 성질이 급하고 적극적이며, 옷차림은 화려하고 최신유행을 추구한다. 모두 가사를 소홀히 하고 각자 개인적인 일을 가지려고 하기 때문에 자주 다투기도 하지만 그 다툼이 오래 가지는 않는다. 모두 부지런하여 어느 한 쪽에서 조금만 참고 이해해 주면 재미있는 삶을 연출할 수 있을 것이다.

소음인 부부는 집안이 차분하고 안정된 분위기를 좋아한다. 크고 작은 일에 서로가 적극적으로 문제해결을 하지 않으려고 한다. 그리고 자기만의 세계를 지키려는 강한 근성이 있어 일단 상대방에게 무시당하거나, 자기만의 세계를 침해하면 상한 감정이 쉽게 풀리지 않으므로 조심하여야 한다.

태음인 부부는 원만하여 별다른 충돌이 없다. 그러나 서로가 변화를 싫어하고 무덤덤하므로 부부 사이가 재미없어 보인다. 인내심과 고집이 강한 반면 서로간의 충돌 시 먼저 머리를 숙이고 사과하는 다정한 말에 약하다. 의외로 잔잔한 감동을 서로에게 유발하여 조용한 사랑을 유지하기도 한다.

태음인과 소음인 부부는 겉으로는 다정다감하지만 내심 포기하고 사는 경우도 많다. 태음인의 세련되지 못한 점과 소음인의 소심한 점을 이해하여야 원만한 가정을 유지할 수 있다. 보통의 경우 태음인이 소음인을 각별히 아끼기 대문에 그러한 본심을 잊지 말아야 할 것이다.

태음인과 소양인 부부 사이에 악역은 언제나 소양인 쪽이 맡는다. 문제가 엉뚱하게 발생하여 황당하지만 대부분 태음인이 이해하는 편이다. 또한 먼저 사과하고 뒤끝이 없으며 애교가 만점이므로 하는 짓이 밉지 않은 소양인이다.

소음인과 소양인 부부는 결혼 전과 결혼 후에 환상이 깨지는 경우가 많다. 결혼한 후에 상대방에게서 나와는 다른 점들이 점차 이질적으로 느껴지는 경우가 많다. 이러한 것들이 악화되면 더욱 곤란해진다. 그리하여 이들 부부는 애인 같은 부부생활이 요구된다.

사상의학의 근본적 이해는 지행知行에 있다. 이제마李濟馬는 지행을 완성하기 위하여 지인知人(타인을 아는 것)과 정기正己(자신을 바로 하는 것)의 실천적 항목을 제시하였다.

결국, 부부간의 인간관계에서 내조와 외조에 있어서도 예외일 수는 없다. 체질대로 살 수 있도록 상대방을 배려해주는 인생의 동반 역할은 상대방을 이해하는 지인의 마음이요, 나를 바로 알고 흠을 보완하는 정기의 마음인 것이다.

14. 나도 성인이 될 수 있다(1) :
사상인의 마음구조

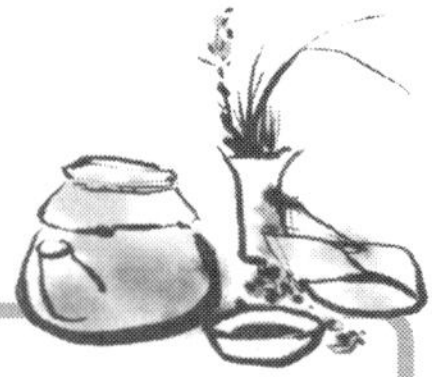

▶ 자신의 정신세계(我의 세계)
▶ 타인과의 정신세계(非我의 세계)

'사돈이 땅을 사면 배가 아프다'는 속담이 있다. 이것은 분명 다른 사람의 능력 및 물건에 대한 욕심일 것이다.

누구나 마음을 다스리고 몸을 바로 세우기가 쉽지 않다는 것은 알고 있다. 이러한 심신心身을 수양하여야 자기 자신을 바로 세울 수 있고(정기正己), 나아가 다른 사람을 바로 알 수 있는 것이다(지인知人).

사상의학에서는 이러한 지인정기知人正己의 방법으로 심신의 수양을 강조하고 심욕心慾을 배제할 것을 중요시 여기고 있다.

동무공은 태소음양인의 마음구조를 자신을 중심으로 한 정신세계(我의 세계)와 타인과의 정신세계(非我의 세계)로 구분하여 설명하고 있다. 타인과의 정신세계에서 항상 가지고 있는 마음(恒心)에 생기며, 자신의 정신세계에서 심욕이 생긴다. 따라서 사상인의 마음구조를 이해하는 것은 결국 자신을 이해하고 나아가서 타인을 바로 아는 정도正道일 것이다.

먼저, 자신의 외면적 마음가짐(타인에 대한 마음가짐)에서 살펴보면 다음과 같다.

태양인은 항상 물러섬이 없이 앞으로 나아가려 한다. 이러한 천성적인 마음가짐 때문에 사람관계에 탄력이 있어 교우를 잘 하며, 타인의 착하고 악한 마음을 잘 읽어낼 수 있는 장점을 지녔다.

또한 태양인은 항상 급박한 마음을 지니고 있다. 이것이 지나치면 불면, 강박 등 정신적 피해를 입기도 한다. 이것의 수양방법으로 학문을 넓히고 지식을 연마하여(학식學識) 마음을 진실되고 성실하게 할 것(성誠)을 제시하고 있다.

소양인은 항상 일을 들추어 문제제기를 한다. 이러한 천성적인 마음가짐 때문에 사람관계에 있어, 격식과 절도가 있으며, 타인의 지식 정도를 잘 읽어낼 수 있는 장점을 지녔다.

또한 소양인은 항상 두려워하는 마음을 지니고 있다. 이것이 지나치면 건망 등 정신적 피해가 있기도 한다. 이것의 수양방법으로 절도와 위엄을 가져(위의威儀) 지혜롭도록(혜慧) 제시하였다.

태음인은 항상 움직이려 하지 않고 고요하고자 한다. 이러한 천성적인 마음가짐 때문에 사람관계에 있어, 교육하고 유도하는 것을 잘 하며, 타인의 부지런함과 게으름을 잘 읽어낼 수 있는 장점을 지녔다.

또한 태음인은 항상 겁심을 지니고 있다. 이것이 지나치면 가슴 두근거림 등으로 정신적 피해가 있기도 한다. 이것의 수양방법으로 계책을 연구하여(방략方略) 부지런할 것(근勤)을 제시하였다.

소음인은 항상 한곳에 거처하려 한다. 이러한 천성적인 마음가짐 때문에 인간관계에 있어, 타인의 마음을 잘 어루만져 주며, 타인의 능력을 잘 읽어내는 장점을 지녔다.

또한 소음인은 항상 불안한 마음을 지니고 있다. 이것이 지나치면 수족문란(손발에 맥이 빠지는 듯한 증상) 등으로 정신적 피해가 있기도 하다. 이것의 수양방법으로 재능과 기술을 연마하여(기예技藝) 능력(능能)을 기를 수 있도록 제시하였다.

다음은 자신의 내면적 마음가짐(자신의 정신세계)을 살펴보면 다음과 같다.

태양인은 항상 여성적이지 않고 남성적이다. 이러한 남성적인 성향이 지나치면 다른 사람의 어질고 현명함을 질투하는 욕심이 생긴다(放:妬人之賢). 이것은 태양인이 생소한 사람과 사귀는 데에는 다른 문제가 없으나, 친숙한 사람을 가려서 무리지음에 결정적으로 결함이 있으므로 방종放縱하는 욕심이 생기게 된다. 따라서 친숙한 사람을 가려서 무리지음에 더욱 힘써야 한다.

소양인은 항상 밖에서 성취하려 하고 안에서 지키지 않는다. 이러한 외향적인 성향이 지나치면 다른 사람의 일과 업무를 시기하는 욕심이 생긴다(私:奪人之務). 이것은 소양인이 사무를 중요하게 여기어 밖에서 사무를 잘 하지만 거처를 소홀히 하여 안으로 도모함에 결정적으로 결함이 있으므로 편사便私하는 욕심이 생기게 된다. 따라서 밖보다는 안에 더욱 힘써야 한다.

태음인은 항상 안으로 지키려 하고 밖에서 성취하지 않는다. 이러한 내향적인 성향이 지나치면 다른 물건에 대한 욕심이 생긴다(慾:圖人之物). 이것은 태음인이 거처를 중요하게 여기어 안에서 잘 지키지만 사무를 소홀히 하여 밖으로 성취함에 결정적으로 결함이 있으므로 물욕物慾하는 마음이 생기게 된다. 따라서 안보다는 밖에 더욱 힘써야 한다.

소음인은 항상 남성적이지 않고 여성적이다. 이러한 여성적인 성향이 지나치면 다른 사람의 능력을 질투하는 욕심이 생긴다(逸:嫉人之能). 이것은 소음인이 친숙한 사람과 가리어 무리지음에는 다른 문제가 없으나, 생소한 사람과 사귀는 데 결정적인 결함이 있으므로 투일偸逸하는 욕심이 생기게 된다. 따라서 생소한 사람과 사귀는 데 더욱 힘써야 한다.

15. 나도 성인이 될 수 있다(II): 주색재권

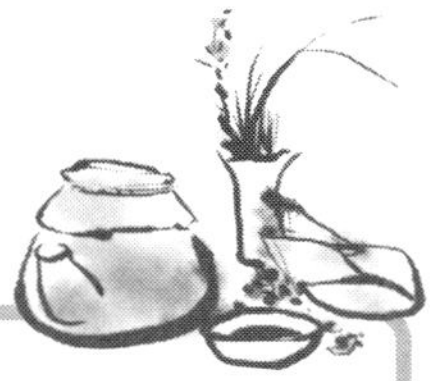

- ▸ 태양인 : 주酒, 술을 멀리하자
- ▸ 소양인 : 색色, 여색을 멀리하자
- ▸ 태음인 : 재財, 재물을 멀리하자
- ▸ 소음인 : 권權, 권세를 멀리하자

사람은 누구나 삶의 목적이 있고 반성은 스스로 하기 마련이다. 아무리 소인小人이더라도 자기만의 재주가 있어 성인聖人도 소인의 장점을 보고 배운다고 한다.

'소인小人과 성인聖人의 차이는 무엇일까?' 인간세상에서 유혹되는 요소는 대부분 주색재권酒色財權[1]의 욕심일 것이다. 이러한 욕심을 없애서 마음을 평안하게 하고 몸을 바르게 할 수 있다면 이것이 바로 성인의 무욕無慾의 경지가 아니겠는가!

1. 이것은 인간의 생활(人事)에서 생기는 갈등을 해소하려는 방편 중의 하나이다. 구체적으로 동무공은 인간관계는 크게 부부(夫婦), 장유(長幼), 군신(君臣), 부자(父子)로 설정하였다. 따라서 인간의 생활은 부부관계의 기본 요소인 거처, 장유관계의 기본 요소인 당여, 군신관계의 기본 요소인 교우, 부자관계의 기본 요소인 사무를 설정하였다. 그런데 거처가 안정치 못하면 부부관계에 흠이 생겨 색(色)에 유혹되고, 당여가 안정치 못하면 장유관계에 흠이 생겨 술(酒)에 유혹되고, 교우가 안정치 못하면 군신관계에 흠이 생겨 권세(權)에 유혹되고, 사무가 안정치 못하면 부자관계에 흠이 생겨 재물(財)에 유혹된다.

태양인은 술(酒)을 멀리해야 한다. 일상생활에서 태양인은 사무에는 능하고, 당여가 취약하다. 또한 사무에 능하므로 교우에 있어 탁월한 재능을 지녔다. 그러나 윗사람(나이나 경륜이 자신보다 많거나 높은 사람)으로서 아랫사람을 거느리거나 아랫사람으로서 윗사람을 섬기는 것에 약하여 무리짓지(당여)를 못한다. 그리하여 몸가짐이 나태하게 되어 음식을 탐하므로 술(酒)에 유혹된다.

독선적이고 자기 주장이 강하다 보면 세상사를 등지고 싶은 마음이 든다. 그러나 그것을 극복하는 방법이 술에 의존해서는 안 될 것이다. 삶의 목적을 보다 크고 원대하게 가지어 나의 재능을 발휘할 수 있도록 창의적인 사고를 지녀야 하겠다.

따라서 태양인은 술을 멀리하고, 몸가짐이 나태하여 음식을 탐하지 않도록 하며, 장유관계에서 당여에 힘써야 한다. 결국 태양인은 몸이 부지런하면 이러한 족쇄에서 벗어나 성인의 대열에 참여할 수 있다.

소양인은 색色을 멀리해야 한다. 일상생활에서 소양인은 교우에 능하고, 거처가 취약하다. 또한 교우에 능하므로 사무에 있어 탁월한 재능을 지녔다. 그러나 부부관계에 소홀히 하여 거처를 잘 못한다. 그리하여 거처가 음탕하고 사치하므로 색色에 유혹된다.

남자나 여자나 충동적으로 나타나는 색욕을 억제해야 할 것이다. 이것은 체질적인 병증이 있을 때에도 나타나는 경우가 있는데 자연스런 생리현상에서 나타나는 감정과는 차이가 있다.

따라서 소양인은 색을 멀리하고, 거처에서 외적 치장에 힘쓰지 않으며, 부부관계에서 상호 신뢰를 쌓아서 거처에 힘써야 한다. 결국 소양인이 거처가 간소하고 검소하면 이러한 족쇄에서 벗어나 성인의 대열에 참여할 수 있다.

태음인은 재물(財)에 대한 욕심을 멀리해야 한다. 일상생활에서 태음인은 당여는 능하고, 사무가 취약하다. 또한 당여에 능하므로 거처에 있어 탁월한 재능을 지녔다. 그러나 부자관계에 소홀히 하여 사무를 잘 못한다. 그리하여 사무에서 실리를 탐하므로 재물(財)에 유혹된다.

이글거리는 탐욕은 끝없는 바다를 항해하는 것과 마찬가지이다. 현재에 만족하고 주변을 도울 수 있는 지혜가 필요하다.

따라서 태음인은 재물에 마음을 비우고, 사무에서 실리만을 추구하지 않으며, 부자관계에서 상호 관심을 가르침으로 발전시켜 사무에 힘써야 한다. 결국 태음인이 사무에서 많은 견문이 있으면 이러한 족쇄에서 벗어나 성인의 대열에 참여할 수 있다.

소음인은 권세(權)를 멀리해야 한다. 일상생활에서 소음인은 거처에는 능하고, 교우가 취약하다. 또한 거처에 능하므로 당여에 있어 탁월한 재능을 지녔다. 그러나 군신관계, 즉 현대사회에서는 직장상사와 관계가 원활치 못하다. 그리하여 마음이 번거로워 지위를 탐하므로 권세(權)에 유혹된다.

소수의 집단을 구성하여 대다수의 의견을 중시하지 않는 오류를 범하기 쉽다. 『삼국지』의 조조는 교활하고 간사한 인물로 기억되지 영웅이라고 생각하는 사람은 많지 않다. 많은 사람과 의견을 나누고 다른 사람의 능력을 인정하는 포용력 있는 지혜를 발휘해야 할 것이다.

따라서 소음인은 권세에 마음을 비우고, 교우에서 자리다툼을 추구하지 않으며, 군신관계에서 많은 교제로 교우에 힘써야 한다. 결국 소음인이 교우에서 편급하지 않고 경계하면 이러한 족쇄에서 벗어나 성인의 대열에 참여할 수 있다.

쉬어가는 코너 ▸

체질을 알면 더위를 이긴다

1. 체질로 다스리는 여름건강
2. 체질별 여름철에 적합한 운동
3. 체질에 맞는 여름음식과 약재
4. 여름철과 보약

방송 _ KBS, 무엇이든 물어보세요
일시 _ 2001년 7월 24일 아침 10 : 00 ~ 10 : 40(40分)

1. 체질로 다스리는 여름건강

사회자1 : 이제 체질별로 여름을 이기는 방법을 알아보겠다. 우선 각 체질에 따라 여름에는 어떤 증상을 주로 호소하는가?

이 의 주 : 태양인과 소양인은 더위를 쉽게 타는 체질이고, 태음인과 소음인은 냉방병에 걸리기 쉬운 체질이다. 그래서 양인들은 흔히 "더위 먹었다"라고 하는 증상인 얼굴이 때가 낀 듯 하거나, 몸에서 열이 나고, 가슴이 답답하며, 입이 마르는 현상들이 나타난다. 음인들은 찬 음식이나 에어컨 바람 때문에 '냉방병'의 증상인 머리가 아프고, 콧물, 재채기 등 감기증상과 소화불량, 수족냉증, 설사 등의 위장증상을 동반한다.

2. 체질별 여름철에 적합한 운동

패　　널: 여름철에는 마냥 늘어져 있기 쉬운데, 체질에 따라서 여름철에 적합한 운동과 주의할 점은 무엇인가?

이 의 주: 양인은 하체를 강화하는 운동을, 음인은 상체를 강화하는 운동을 위주로 하는 것이 좋다. 체질별로 좋은 운동은 태양인은 100m 달리기, 수영과 사이클은 단거리가 좋고, 태음인은 마라톤, 등산, 조깅, 수영과 사이클은 장거리도 괜찮다. 소양인은 역도, 씨름, 기계체조 등이 좋고, 소음인은 턱걸이, 윗몸일으키기, 팔굽혀펴기가 괜찮다. 그리고 운동량은 손에서 약간 땀이 날 정도가 적당하고, 운동 빈도는 일주일에 3-5일 정도로 처음 2-6주는 힘들지 않을 정도로만 한다. 그 이후엔 2-4주마다 조금씩 운동의 강도와 시간을 늘리는 것이 좋다. 비만한 체형을 가진 체질은 무릎이나 발목이 손상받기 쉬우므로 낮은 수준에서 시작하여 단계적으로 운동을 진행해야 한다.

3. 체질에 맞는 여름음식과 약재

사회자1: 어떤 체질이든, 여름이 힘들기는 마찬가지이다. 일단 허해지지 않으려면 음식섭취에 신경을 써야 할 텐데, 체질에 따라 이로운 음식과 해로운 음식이 있나?

조 선 생: 여름철에 소화기능이 떨어지기 쉬운 태양인은 담백하고 지방질이 적은 음식이 좋다. 반면 열을 내는 음식이나 지방질 음식, 칼로리가 높은 음식은 피하고, 오가피, 포도, 다래, 솔잎, 붕어 등이 좋다. 태음인은 이열치열식 여름나기가 좋다. 위장기능이 좋기 때문에 동물성 단백질, 칼로리가 높은 음식과 허약한 폐기능을 보해주는 음식을 먹어

야 하고, 너무 과식하지 않도록 조절해야 한다. 소양인은 보리, 팥, 녹두 메밀 등의 곡류와 돼지고기, 오리고기 등의 육류, 야채와 수박, 참외, 등의 과일, 빙과류 등 찬음식이 적합하다. 소음인은 음식을 봐도 별로 먹고 싶은 생각이 없고 설사도 자주 하는데, 참외, 수박, 오이 등의 생냉성 과일, 채에 더 민감하다. 날음식, 찬음식은 피하고 불기운을 쐰 음식과 삼계탕, 미꾸라지 등의 보양식이 적합하다.

패 널 : 더울 때는 찬음식을 많이 먹게 되는데, 찬음식, 더운 음식도 체질별로 가려 먹어야 하나?

이 의 주 : 태양인, 소양인은 몸을 차게 하는 메밀이나 보리, 빙과류 등을 먹는 것이 좋지만 원래 몸이 찬 소음인에게는 찬음식이 맞지 않는다. 대신 따뜻하고 더운 음식을 찾아서 먹어야 한다. 또 복중에 많이 먹는 삼계탕과 보양으로 먹는 특별식(속칭 사철탕)은 소양인에게는 불을 지피는 꼴이 되기 때문에 맞지 않는다.

4. 여름철과 보약

사회자2 : 여름철에 몸이 지치고 힘들면 보약이나 한재 지어 먹으면 나으려나 하시는 분들도 있는데, 흔히 여름철 보약은 땀으로 다 배출되니까 소용없다고 하기도 하는데 과연 그런가?

조 선 생 : 여름철엔 신진대사가 활발해져 불순물이 빠져나가는 것일 뿐 보약효과가 땀으로 나가진 않는다. 모든 사람이 보약을 먹을 필요는 없고, 인체의 기능이 많이 떨어지는 여름철엔 노약자나 환자들은 적절한 보약을 먹는 것도 도움이 된다.

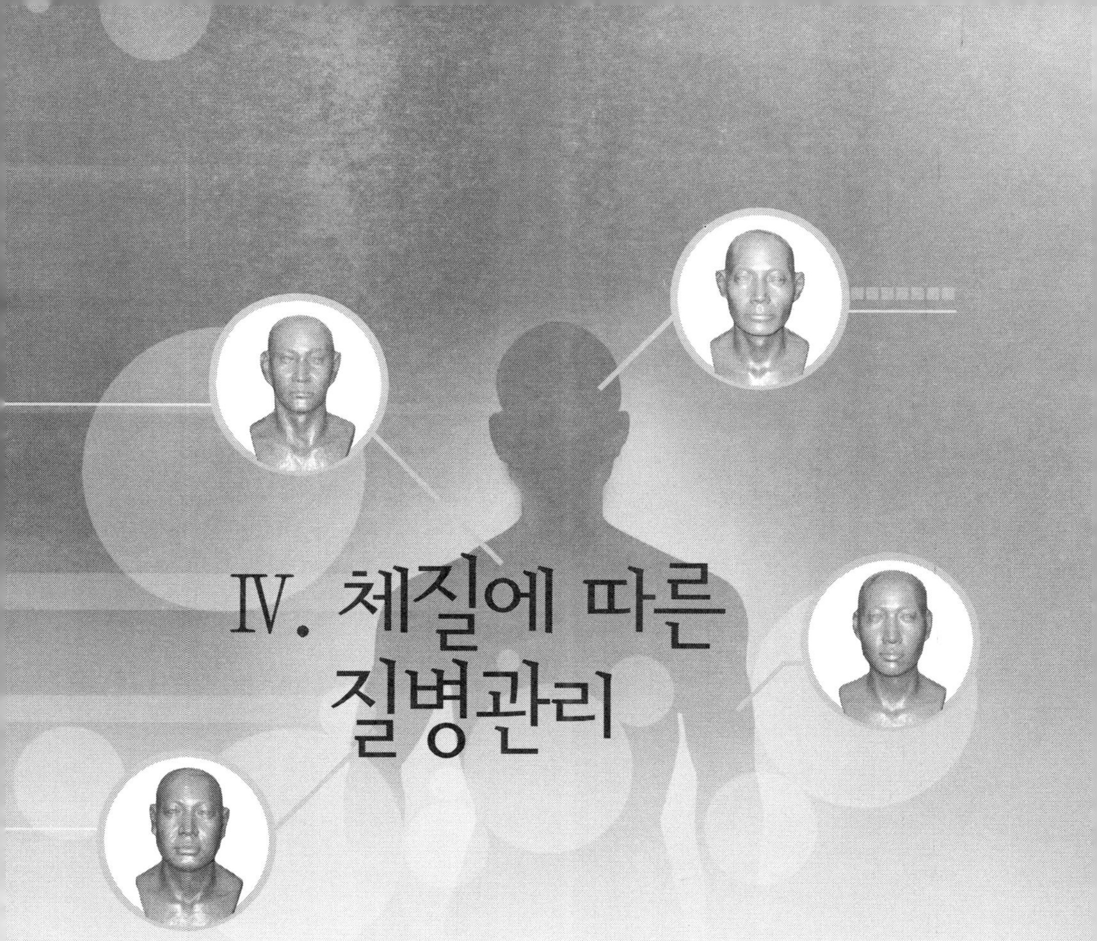

Ⅳ. 체질에 따른 질병관리

1. Home-Doctor가 될 수 있다(1): 보명지주를 알아야 한다

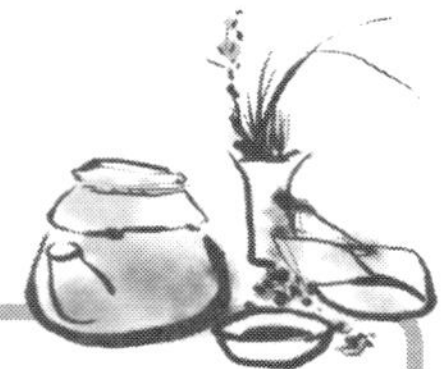

- ▶ 태양인 : 흡취지기吸聚之氣
- ▶ 소양인 : 음청지기陰淸之氣
- ▶ 태음인 : 호산지기呼散之氣
- ▶ 소음인 : 양난지기陽暖之氣

가정에서 체질별 건강의 지표를 알고 있으면 누구나 가정의가 될 수 있다. 옛어른들은 생활에서 힌트를 얻어 가정에서 직접 적용하였으나 요즈음에는 보기 드물다.

우선 보명지주保命之主라는 말을 이해해야 할 것이다. 보명지주는 협의적 의미로 생명을 유지·보존하기 위한 주요한 기운이며, 광의적 의미로 체질적 성품과 생리·병리현상을 완충하기 위한 기운이라고 할 수 있다.

이것은 체질별로 상이한 점이 있는데 태양인과 태음인은 기액氣液대사의 저축과 소비로 반대적인 속성을 지니고, 소양인과 소음인은 수곡水穀대사의 한열寒熱기운으로 반대 속성을 지닌다.

태양인은 흡취지기가 보명지주이다. 태양인은 호산지기가 과다하여 항상 나아가려고 하며 남성적이다. 병리적인 증상도 입에 침이나 거품이 자주 넘치고 음식이 넘치는 증상이 나타난다. 그러므로 과다하게 위로 넘치지 않도록 안으로 저축하는 기운이 체질관리의 기본적 요소가 되는 것이다.

소양인은 음청지기가 보명지주이다. 소양인은 화열(火熱)이 과다하여 성품도 급하고 외향적이다. 병리적인 증상도 건망이나 변비 같은 증상이 나타난다. 그러므로 서늘하고 맑은 기운이 체질관리의 기본적 요소가 되는 것이다.

태음인은 호산지기가 보명지주이다. 태음인은 흡취지기가 과다하여 정적靜的이며 안을 지키려고만 한다. 병리적인 증상도 가슴이 두근거리거나 땀이 나지 않는 것이다. 그러므로 밖으로 기운을 발산·소비하는 것이 체질관리의 기본 요소이다.

소음인은 양난지기가 보명지주이다. 소음인은 한랭寒冷이 과다하여 성품도 여성적이고 소극적이다. 병리적인 증상도 식은땀을 흘리거나 설사를 하여 아랫배가 얼음같이 차가운 증상이 나타난다. 그러므로 따뜻하고 맑은 기운이 체질관리의 기본 요소가 된다.

2. Home-Doctor가 될 수 있다(II) : 완실무병을 알아야 한다

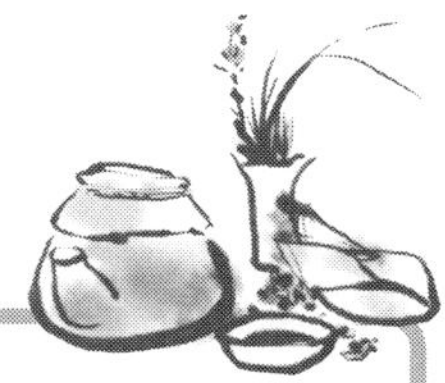

- ▶ 태양인 : 소변
- ▶ 소양인 : 대변
- ▶ 태음인 : 땀
- ▶ 소음인 : 소화

앞에서 체질별 보명지주保命之主를 알아 보았다. 이어서 체질별로 무엇을 건강의 지표로 삼아야 하는지를 알아 보자.

인체에서 분비되어 밖으로 나오는 것은 소변, 대변, 땀, 침, 눈물, 콧물 등이 전부일 것이다. 이러한 분비물을 토대로 자기 몸을 체크할 수 있는데 완실무병完實無病이라 함은 건강하여 질병이 없는 상태를 말한다.

태양인은 소변이 많고 맑아야 완실무병인 상태이다. 소변은 기액대사氣液代謝의 산물로 흡취지기吸聚之氣의 정도를 판별할 수 있는 자료가 된다.

소양인은 대변이 잘 통해야 완실무병인 상태이다. 대변은 수곡대사의 산물로 음청지기陰淸之氣의 정도를 판별할 수 있는 자료가 된다. 만약 대변이 통하지 않고 변비가 나타나면 음청지기가 부족하고 화열火熱의 기氣가 심해지기 시작한다고 봐도 된다.

태음인은 땀이 잘 나야 완실무병인 상태이다. 땀은 기액대사의 산물로 호산지기呼散之氣의 정도를 판별할 수 있는 자료가 된다. 만약 땀이 잘 나지 않는다면 기액의 발산을 억제하고 응축하는 병리적인 요소가 있다고 생각할 수 있다.

소음인은 음식을 잘 소화하면 완실무병인 상태이다. 소화는 수곡대사水穀代謝의 과정으로 양난지기陽暖之氣의 정도를 판별할 수 있는 자료가 된다. 만약 소화가 안 되고 설사가 있으면 양난지기가 부족하고 한랭寒冷의 기氣가 심해지기 시작한다고 봐도 된다.

3. 체질별 감기

'왜 감기는 겨울에 잘 걸릴까?' 겨울은 건조하고 차며, 만물을 저장 · 응집하는 것이 계절적 특징이다. 예를 들어 식물을 살펴보면 가을에는 잎, 줄기의 에너지를 모두 뿌리로 이동시키는 과정으로 인하여 낙엽이 생긴다. 그렇게 뿌리에 저장된 에너지로 한겨울을 지내고 봄에 용솟음치는 생기로 새싹이 나오는 것이다. 이렇게 생물은 겨울에 지낼 에너지를 몸속(뿌리, 오장육부)에 저장하므로 겉(피부와 경락)은 건조하며 약하게 되어 감기에 잘 걸린다.

요즈음 쉽게 감기에 걸려 고생하는 주위 사람을 흔히 볼 수 있다. 그리고 사람에 따라 약간씩 증상 차이를 보인다. 감기는 누구나 가볍게 여기지만 자신의 감기증상과 나아가는 과정을 살펴보면 다른 사람과 차이가 있음을 분명히 알 수 있다.

태양인은 보통 감기를 모르고 사는 경우가 많다. 비록 감기에 걸려도 콧물, 재채기, 설사의 증상은 거의 없고, '허리통증, 소변량 감소'가 대부분이다. 이 경우에는 오가피, 모과, 키위, 포도 등을 이용하는 것이 좋다. 가볍게 처리되는 경우가 많으니 함부로 약을 남용하지 않는 것이 매우 중요하다.

소양인은 감기 초기증상으로 '몸살(온몸이 쑤시고 아프다), 갈증, 편도선염'이 대체로 많이 나타난다. 그리고 2-3일이 지나면 가슴이 답답하고 소변이 시원치 않은 증상이 생긴다. 이 경우에는 방풍, 강활, 형계, 시호 등을 응용하고, 해물탕, 배추국, 딸기 등이 좋다. 소양인의 경우 병의 진행속도가 매우 빠르므로 초기에 대처하는 것이 매우 중요하다.

태음인은 감기 초기증상으로 '땀이 없음, 몸이 무거움, 머리와 목 당김, 갈증, 인후염'이 대체로 많이 나타난다. 그리고 땀을 내지 않고 2-3일이 지나면 장염의 증상이 심해진다. 이 경우에는 마황, 갈근, 승마, 행인 등을 응용하고, 무국, 콩나물국, 콩비지, 배 등이 좋다. 태음인은 초기에 감기약을 복용한 후 충분히 땀을 내주어야 한다.

소음인은 감기 초기증상으로 '콧물, 재채기'가 대체로 많이 나타난다. 그리고 2-3일이 지나면 소화장애 및 설사를 동반하는 경우도 있다. 가볍게 땀을 내주어야 하는데 곽향, 천궁, 소엽, 총백(파), 계피 등을 응용하고, 생강차, 북어국, 사과, 귤 등이 좋다. 반드시 주의할 것은 땀을 많이 내는 것은 피해야 한다는 것이다.

이상과 같이 감기에 대한 대략적인 부분을 기술하였다. 만약에 감기가 오랫동안 낫지 않고 기관지증상이나 장증상으로 계속되면 가까운 한의원이나 한방병원을 찾아 체질에 적합한 치료를 받아야 한다.

4. 잃어버린 입맛, 몸에 이상?

만물이 소생하는 봄에 잃는 것이 하나 있다면, 바로 '입맛'이다. 실제로 봄 어 입맛 없다는 사람들이 늘어나는데 이는 왜 그럴까? 입맛이 계절적인 영향을 받는지는 의학적으로 규명되어 있지 않다. 최근 입맛에 이상이 있다면 미각이 떨어져서 그런 것인지 아니면 단순한 입맛이 변한 것인지 상담할 필요가 있다.

계절의 영향이 아니더라도 입맛이 떨어질 때는 대개 몸속에 아연이 감소한 경우가 많다. 경희대학교 한방병원 사상체질과(뇌신경클리닉)에서 미각장애를 호소하는 환자 대부분이 당뇨병, 고혈압, 관절염 등 만성 질환 약을 복용하고 있는 노인이 많다. 즉 약물을 과다 복용한 경우이다. 미각세포는 약 11주마다 재성되는데, 당뇨약 등은 미각세포 재생에 중요한 역할을 하는 아연을 몸 밖으로 버설시키게 한다. 또한 진통제를 지속적으로 복용하면 감각신경에 내성이 생겨 미각이 감퇴할 수도 있으며, 또 신장 질환, 당뇨병 등 대사성 장애가 있을 때도 미각이 소실되거나, 맛이 없어도 맛을 느끼는 경우가 있다.

입맛에 중요한 역할을 하는 것이 침이다. 침은 음식을 충분히 용해시키고 작은 분자로 만들어 혀에서 단맛 · 신맛 · 쓴맛 · 짠맛 등을 감지하도록 한다. 침샘에 만성적인 염증이 생겨 침이 마르는 쇼그렌 증후군을 앓고 있거나, 방사선 치료를 하는 중에도 침의 생성이 감소되어 미각장애가 나타날 수 있다. 한편 일시적으로 침 성분이 변해 제대로 된 맛을 못 느낄 수도 있다. 스트레스가 심하거나 우울증이 있는 경우, 아프거나 기운이 없을 때 입이 쓰다는 느낌을 받는 것도 이런 이유 때문이다.

그 외 역류성 식도염을 앓고 있는 사람은 입에서 신맛이 나 음식 맛을 잘 느끼지 못하게 되고, 비염, 축농증 등으로 후각에 문제가 있어도 입맛에 영향을 준다.

입맛의 이상은 한의학적으로 봤을 때 단순히 혀의 질병이 아니라 내장에 생긴 이상의 반영으로 파악하기도 한다. 즉 입맛은 뇌의 미각신경, 혀의 미각세포 이외에도 비위를 중심으로 한 내장기능의 상태에 의해서도 변할 수 있다는 것이다. 맛과 내장 이상의 관련성은 아직 계량적으로 분석할 수 없지만 내장증후군(같은 패턴을 가진 증상군)과 설진, 맥진, 체질 등을 고려해 몸 상태를 진단한다.

그러면 건강의 중요한 지표가 되는 입맛을 유지하려면,

- ▶ 불필요한 약물복용은 삼가야 한다.
- ▶ 아연과 비타민 B_{12} 등이 함유된 종합 비타민제를 복용하거나 아연이 많이 들어간 식품인 굴과 조개류, 소・돼지・닭의 간, 현미나 깨 등의 눈 부분, 쇠고기, 방어・복어・어란 등의 어류, 무・순무 등의 잎이나 파슬리 같은 녹색 야채, 알집, 팥, 매실 등으로 보충해야 한다.
- ▶ 카페인, 니코틴, 맵고 짠 음식은 미각세포를 파괴하고 맛 감별 능력을 둔화시킬 수 있으므로 삼가는 것이 좋다.
- ▶ 구강청결제 사용을 줄이고, 사용하더라도 희석해서 사용하는 것이 좋다.
- ▶ 보철이나 틀니의 금속 성분이 침 성분을 미세하게 변화시키므로 위생에 각별히 신경을 써야 한다.

5. 피로야! 가라

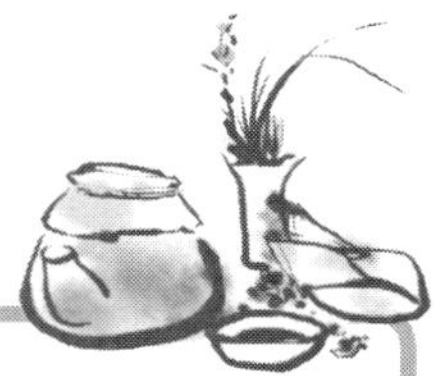

- ▶ 태양인 : 감정조절, 담백한 음식
- ▶ 소양인 : 차분한 일처리, 숙면
- ▶ 태음인 : 규칙적인 운동
- ▶ 소음인 : 보온, 소화 주의

젊은 사람이 피로하다고 하면, 보통 쉬면 괜찮다고 하여 어른 앞에서 감히 몸을 보하는 약도 못 먹고 감추는 경우가 많다.

그래서 큰맘 먹고 몸에 어디 이상이 있나 하여 건강검진을 하였으나 특별히 이상한 점이 발견되지 않아 피로의 원인과 대책에 있어 속수무책인 경우를 종종 본다.

가시적인 검사소견에는 나타나지 않으나 분명 인체대사기능의 이상은 분명히 있는 것이다. 사상의학에서는 인체대사의 기초적 산물인 신기혈정神氣血精의 과過・부족不足현상으로 생각할 수 있는데, 그것은 체질간에 각각 독특한 병리현상을 유발한다.

태양인은 혈血과 정精을 저축하여야 하는데 저축이 안 되고 감정의 폭발이나 음주와 같은 방탕한 생활이 더욱 혈과 정의 저축을 방해하므로 피로의 현상이 자주 일어난다. 그러므로 감정을 억제하고 규칙적인 생활 및 담백한 음식을 통한 자기조절이 필요하다.

소양인은 혈과 정의 맑은 기운을 보존하여야 하는데 인체기능대사의 과열로 인한 화열火熱의 기氣가 피로를 유발하고 나아가 변비 등을 초래할 수 있다. 이것은 흡사 자동차에서 기어를 2단으로 놓고 50km/h의 속도로 주행하는 것과 같다고 볼 수 있다. 그러므로 일을 차분히 마무리하고 절도와 위엄 있는 태도를 가지며 가까운 산과 들을 찾아 스트레스를 해소하고 밤에 숙면을 취해야 한다.

태음인은 신神과 기氣의 소비를 유발하도록 해야 한다. 게으름을 피우지 않고 재물에 욕심을 내지 않으며, 항상 연구하는 자세와 부지런한 태도를 지녀야 할 것이다. 보약으로만 피로를 개선하려 하지 말고 규칙적인 운동을 통해 인체대사 중 불필요하게 축적(저축)된 노폐물을 땀과 대소변을 통해 배설(소비)해야 할 것이다.

소음인은 신과 기의 맑고 따뜻한 기운을 보존하여야 한다. 몸을 따뜻하게 보온하고 소화가 잘 되는 음식의 조절이 필요하다.

6. 성인병 체질개선

현대의학에서 말하는 성인병이란 갱년기 전후의 만성적이고 고질적인 난치병을 통칭하는 것으로, 사망률이 높거나 기능장애가 심하여 사회활동에 지장을 주는 만성 퇴행성 질환들이다.

성인병을 관리하기 위해서는 40대 이후에 흔히 나타나는 활동의욕감퇴, 피로, 권태, 불면, 두통, 현기증, 변비, 초조, 불안 등의 반 건강상태가 나타나면 성인병 발생 여부의 조기 발견을 위해 노력해야 하고 일상생활 섭생에 주의해야 한다. 성인병은 대부분이 만성병으로 치유가 쉽지 않아 평생 동안 병의 관리와 재활대책이 필요하다. 결국 성인병은 예방의학적 차원이 최선이라 하겠다.

사상의학의 학문적 특성과 현대의학에서 주장하는 성인병에 대한 관리방법에서 일치하는 바가 적지 않다.

첫째, 사상의학이 건전한 생활 속에서 인격의 수양과 성정의 조화를 통한 양생법, 곧 예방의학적 관리차원을 강조하는데, 성인병 역시 만성병이며 난치병으로 치료보다는 예방에 중점을 두고 있어 그 일치점이 있다. 사상인의 체질에 따른 섭생법을 활용하면 성인병을 예방할 수 있다는 것이다.

둘째, 사상의학에서는 희로애락 성정의 갈등에서 모든 병리요인을 찾고 있으며, 이를 심신 균형적 측면에서 치심치병(治心治病)의 치료정신을 추구하고 있는데, 성인병의 원인으로는 정신적 스트레스가 중요한 위치를 차지하고 있고 그 관리방법에 있어서도 충분한 육체적 · 정신적 휴식과 스트레스로 인한 정신긴장을 완화시키는 데 그 주안점을 두고 있다.

셋째, 사상의학에서는 같은 질병이라도 체질에 따른 차등적 치료법을 제시하여 체질 자체의 취약점을 해결함으로써 질병을 치료한다는 체질관리를 통한 치료정신을 추구하고 있으며, 성인병 역시 체질 및 유전적 요인이 작용한다고 보아 체질개선 차원에서 예방과 치료법을 구하고 있다. 따라서 사상의학의 체질관리를 통한 체질개선이 성인병의 체질개선에 유리하다는 것이다.

따라서 환자 각자에 대한 체질, 질병예방, 양생법에 대한 관리와 지도를 통하여 평소 건강관리에 만전을 기함으로써 성인병이 발생하기 전에 미리 예방을 하여야 한다. 또한 성인병치료에 있어서 체질적인 취약점에 따른 차등적인 체질개선을 통해 성인병을 더욱 효과적으로 관리할 수 있는 것이다.

7. 위기의 40~50대를 위한 중년남성 기 살리기

공자 가라사대 "吾 十有五而志于學하고, 三十而立하고, 四十而不惑하고, 五十而知天命이고, …" 공자님은 마흔에 마음에 혼란이 없고 쉰에 천명을 깨달았다고 하셨지만 오늘날의 40~50대 가장들은 몸과 마음이 지칠 대로 지쳐 있다. 사회의 허리를 담당하는 우리의 남편과 아버지들, 그들에게 힘을 실어주고 기를 '팍팍' 살려줄 수 있는 방법을 찾아보자.

우리나라 최고의 의학저서인 『동의보감』에는 40~50대 건강상태에 대해 이렇게 이야기 하고 있다. "… 40세에 오장육부와 12경맥이 가장 성하였다가 서서히 쇠약하기 시작한다. 그래서 피부가 노화되고, 모발이 희어지고, 움직이는 것을 싫어하여 앉기를 좋아한다. 50세에는 간기肝氣가 쇠약하고, 간엽이 엷어지며, 담즙이 줄기 시작하므로 눈이 어두워진다. …"

즉, 사람의 수명을 100세로 보았을 때 30세까지는 기혈氣血과 근골筋骨이 발달되다가 40세를 정점으로 인체의 외적인 면부터 쇠약하기 시작하여 50세 이후에는 인체의 내적인 면이 쇠약해진다. 50세에는 간장기운(肝氣)이, 60세에는 심장기운(心氣)이, 70세에는 비장기운(脾氣)이, 80세에는 폐장기운(肺氣)이, 90세에는 신장기운(腎氣)이, 100세에는 정신(精神)이 쇠약해져 일생을 마무리하게 되는 것이다.

굳이 허준 선생의 말씀이 아니더라도 사람이 나이를 먹으면서 정신적·신체적인 노화현상이 나타나고 쇠약해지는 것은 자연의 섭리이다. 그러나 우리

나라 40 ~ 50대, 특히 남성들의 사망률은 세계 1위이다. 연륜과 경험을 바탕으로 사회를 이끌어나가야 할 이들을 죽음으로 내모는 원인은 무엇일까? 그리고 그것을 막을 수 있는 방법은 없는 것일까?

최근 통계청에서 발표한 자료에 따르면

우리나라 40 ~ 50대 남성들의 사망률은 선진국의 2배에 달하며, 같은 나이 또래의 여성들보다 3배나 높은 것으로 나타났다. 간과 순환기질환, 교통사고가 주된 원인으로 밝혀졌는데, 교통사고를 제외하면 역시 돌연사가 흔하다는 결론이다.

사망원인에 대해 좀더 자세히 살펴보면 40대 남성을 죽음으로 치닫게 만드는 주범은 간질환과 교통사고 그리고 간암이 차지했고 여성은 뇌혈관질환과 위암, 교통사고가 각각 1, 2, 3위를 차지했다.

50대의 경우에는 뇌혈관질환과 간질환, 간암이 주 사망원인으로 나타났는데, 남자는 간질환과 간암 그리고 뇌혈관질환, 여자는 뇌혈관 질환과 심장질환, 간질환 순으로 40대와 비교해 별다른 차이를 보이지 않았다.

통계에서 보여지듯 한국의 40 ~ 50대 남성들에게 돌연사가 많은 이유는 무엇일까? 근본적인 것은 만성 피로와 스트레스이다. 1950년 전쟁통에 세상살이를 시작해서 자신을 희생해가며 가족의 생계와 자녀 교육을 책임져 왔지만 이제는 위 · 아래서 내리눌리고 치받히면서 스트레스에 시달리는 것이다.

그러나 한국 중년 남성의 진짜 위기는 이런 스트레스를 술과 담배 등으로 풀려고 하는 데 있다. 과중한 업무로 인한 정신적 스트레스와 술과 담배로 인한 만성 피로가 이들에게 죽음을 안기는 것이다. 40 ~ 50대를 괴롭히는 질병들을 한마디로 정의하면 갱년기 전후에 나타나는 만성화되고 고질화된 성인병이다.

이것은 신체적 · 정신적 노화가 진행됨에 따라 발생하는 퇴행성 질환으로

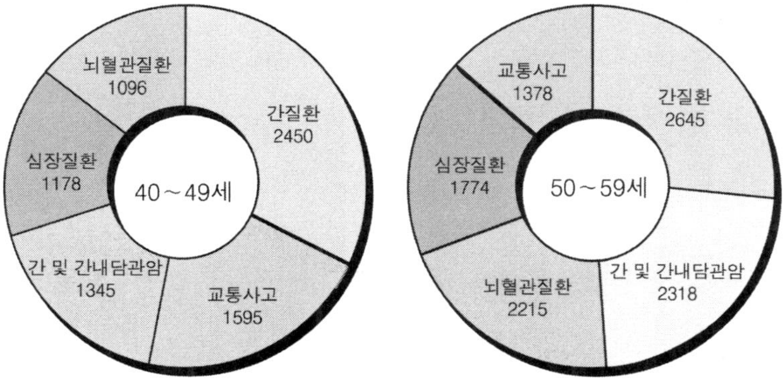

40~50대 남성의 사망원인 비례

지속적으로 관리하지 않으면 노인병으로 발전되게 된다. 대표적인 성인병으로는 악성 종양, 고혈압, 심혈관질환, 뇌졸중, 당뇨병, 만성 간질환, 만성 신질환 및 퇴행성 관절염 등이 있다.

중년 남성들이 주의해야 할 질병을 살펴보면

첫 번째가 암이다. 최근 새로운 항암제가 계속 개발되고 있으나 아직까지는 조기검진을 통해 초기에 치료하는 것이 가장 좋은 방법이다. 즉, 평소 건강검진을 꾸준히 받고 자각증상이 있으면 반드시 정밀검사를 받는 것이 건강의 지름길이라는 말이다.

얼마 전까지만 해도 위암과 간암, 폐암 등이 주류를 이루었으나 식생활의 서구화에 따른 고지방식의 섭취, 환경오염, 음주량 증가 등으로 인해 최근에는 대장암, 췌장암, 유방암, 전립선암 등도 지속적으로 증가하고 있다.

한국인에게 가장 흔한 것이 위암이다. 짜고 매운 육식, 소금에 절인 채소나 생선, 불에 직접 태워 익힌 고기 등 식생활도 문제지만 유전적인 요인 역시 무시할 수 없다. 위암은 50세 이후에 발생률이 급격히 증가하며 남자보다 여자에게서 2배 가량 흔하게 나타난다.

초기에는 별다른 증상이 없는 것이 보통이며 가벼운 소화불량, 속쓰림, 식욕부진 등 기능성 소화불량증이나 위염을 의심할 정도의 증상이 있을 뿐이어서 가볍게 넘겨 버리는 경우가 대부분이다. 장년기에는 이런 하찮은 증세라도 2 ~ 3주 이상 이유 없이 지속될 경우 반드시 위검사나 방사선검사를 해봐야 한다.

간암의 95%는 간세포암과 담관세포암이 차지하는데, 그 중 90%는 간세포암이다. 암으로 인한 사망자 수 1위를 기록하는 것이 간암일 정도로 치사율이 높으므로 조기에 발견해 치료하는 것이 역시 중요하다. 간세포암이 가장 빈번하게 발생하는 연령층은 약 55세, 남성이 여성보다 발병률이 4배나 높다.

간염 및 간경변이 진행되어 나타나는 경우가 대부분이므로 혈액검사와 영상진단법 등 정기적인 검사를 통해 평소 주의를 기울여야 한다.

최근에는 '침생검'이라고 해서 간장의 종양부분에 바늘을 찔러 넣어 소량의 조직을 채취해서 현미경으로 조사하는 방법을 쓰기도 한다.

간질환을 유발하는 주범은 피로와 알코올이다. 만성 피로와 잦은 음주에 시달리는 우리나라 40 ~ 50대 가장들의 일상생활을 생각할 때, 간 질환이 사망원인 리스트의 꼭대기에 자리하는 것은 어찌 보면 당연하다.

평소 건강하게 간을 보호하려면 충분한 휴식과 더불어 녹황색 야채와 과일이 풍부하게 포함된 영양식이 중요하다. 이와 더불어 가능한 한 술을 적게 마시고 운동에 힘을 쏟는 것은 기본이다.

두 번째가 중풍이나 고혈압 등 순환기계 질환이다. 이는 서구화된 식습관으로 인한 동물성 지방 섭취의 증가, 비만, 스트레스, 흡연 증가 및 운동 부족 현상이 심화된 데 따른 것으로, 앞으로도 계속 증가할 것으로 보인다.

보통 중풍이라 불리는 뇌졸중은 뇌에 혈액을 공급하는 뇌혈관이 막히거나 터져서 뇌가 부분적으로 손상되는 병을 일컫는다. 전자의 경우가 뇌경색, 후자가 뇌출혈이다.

뇌졸중을 비롯한 모든 순환기계 질환의 원흉이 되는 고혈압은 우리 몸의 동맥혈관을 흐르는 혈액의 압력이 비정상적으로 높은 상태가 지속되는 질환이다. 일반적으로 혈압이 140/90mmHg 이상이면 고혈압으로 보는데 고혈압은 뇌혈관질환과 심혈관질환의 주요원인이므로 40 ~ 50대 남성들은 혈압관리에 특별히 주의를 기울여야 한다. 규칙적인 혈압측정과 비만관리, 저염 · 저지방식사, 적절한 운동만이 정상적인 혈압을 유지할 수 있는 비법이다.

세 번째, 최근 들어 부쩍 사람들의 입에 오르내리는 갱년기 증후군이다. 얼마 전까지만 해도 갱년기증상은 여성들에게만 국한된 것으로 알려져 있었지만 이것은 천만의 말씀이다. 40 ~ 50대 남성들 역시 정신적 · 신체적 갱년기증상으로 괴로워하고 있다.

여성들에게 나타나는 갱년기는 폐경을 시작으로 얼굴이 후끈 달아 오르는 듯한 열감과 열감이 사라진 후의 식은땀이 대표적 증상이다. 이것은 여성호르몬의 결핍으로 혈관운동에 장애가 오기 때문인데, 이 밖에도 불면증, 소화불량, 두통, 우울증, 골다공증 등이 흔하게 나타난다.

반면, 남성들의 경우에는 심한 피로감과 무력증이 찾아오며 성욕과 성기능이 감퇴된다. 초조하고 우울한 감을 쉽게 느끼며 작은 일에도 신경질을 부리고 기억력과 집중력이 떨어진다. 또 근육의 힘이 약해져 팔과 다리는 점차 가늘어지지만 체지방이 배로 몰려 배가 볼록 나오기도 한다.

갱년기증상을 치료하기 위해 보통 호르몬요법을 사용하지만 이러한 약물치료보다는 자신의 취미를 살리고 규칙적인 운동을 실시하는 등 긍정적이고 적극적인 생활습관이 무엇보다 중요하다.

위기의 40 ~ 50대를 잘 넘기려면

정기적인 건강검진과 함께 운동과 취미생활을 통한 스트레스 해소, 금연, 과음 자제, 표준체중 유지 등이 필수적인 조건이다.

이와 더불어 규칙적인 식습관도 큰 몫을 차지한다. 반면, 몸에 좋다는 비과학적 식품이나 약에 의존하는 버릇은 하루 빨리 버리는 게 좋다.

또 최근 들어 부각되는 정신적 측면도 무시할 수 없는 요소이다. 대부분의 중년 남성들이 업무시간이 끝난 후에도 개인시간을 갖고 휴식을 취하는 대신 회식 등 집단으로 몰려 다니는 일이 많아 하루의 피로와 긴장이 지속되는 것이 현실이다. 이와 함께 가정에서는 '제대로 된 남편과 아버지'가 되기 위해 또 다른 스트레스에 시달리는 것도 사실이다. 따라서 회사 일과 가정 일을 떠나 자신만의 시간을 가질 수 있는 마음의 여유가 필요하다.

즉, 40 ~ 50대 가장들의 건강문제는 꾸준한 자기관리와 더불어 개인의 굳은 결심을 통한 생활습관의 변화, 그리고 가족들의 따뜻한 이해와 사랑만이 해결책이다.

놓치지 말자, 건강검진

왠지 겁부터 나는 건강검진, 하지만 돌연사가 도사리고 있는 위기의 40 ~ 50대를 거뜬히 넘기고 여유로운 노년을 맞고 싶다면 이제부터라도 건강검진과 친해질 필요가 있다.

간단한 이학적 검사로는 신장 · 체중 · 혈압(매년), 유방관찰(매년)이 있으며 2 ~ 4년마다 전체적인 검사를 받는 것이 좋다. 이외 갑상선(매년), 직장수지검사(50세부터)도 빠뜨리지 말자. 임상검사는 B형 간염 항원 · 항체검사, 총 콜레스테롤 수치(매 5년), 대변검사(매년), SGOT · SGPT(매년), 자궁암(매년), 위내시경 · 위투시(매 5년), 흉부 엑스선(매 2년), 유방 엑스선(매 2 ~ 3년) 등을 받자. 기타 검사로는 안과검사, 청력검사, X-ray, 폐기능검사, 치과검사, 초음파검사, 면역검사, 요검사, 일반생화학검사, 일반혈액검사 등이 있다.

각종 암검사는 필수검사 결과에 이상이 있거나 자각증상이 나타나면 조직검사를 통하여 조기에 진단을 받고 치료를 시작하는 것이 무엇보다도 중요하다.

순환기계 질환검사도 무시하고 넘어가면 안 된다. 뇌혈관질환을 파악하는 컴퓨터단층촬영검사(CT), 자기공명검사(MRI, MRA), 뇌혈류검사, 경동맥초음파검사 등과 심혈관질환을 알아볼 수 있는 일반생화학검사, 심전도, 운동부하검사, 24시간 심전도, 심장초음파검사 등도 빠짐없이 챙겨보자. 처음부터 정밀검진을 받을 필요는 없지만 일반검사 결과에 이상이 나타나거나 자각적인 증상이 반복될 경우에는 자세한 검사가 필요하다.

8. 한방에서 바라보는 간 질환

肝臟

우리나라의 대표적인 의학서적인 『동의보감』에서는 간장과 관계 있는 자연 현상들을 다음과 같이 나열하고 있다.

"하늘에는 바람이 있고, 땅에는 나무가 있으며, 몸에는 근筋이 있고, 오장에는 간이 있고, 색에는 푸른 빛이 있고, 오관에 눈이 있고, 뜻에는 화내는 것이 있고, 맛에는 신 것이 있고…"

이에 따르면 "화를 많이 내고 눈이 노랗거나 피로하면 간장이 좋지 않은 증거다"라는 옛 어르신들의 말씀은 그냥 허튼소리가 아니다. 즉, 성질내는 것-눈-피로-간장은 한방적으로 서로 밀접한 관련이 있으며 간질환을 진단하는데 있어 눈, 피부색, 입맛, 감정상태, 소화, 대변, 소변 등이 아주 중요한 지표로 사용되는 것이다.

한방에서는 간장을 상하게 하는 주요원인으로 과음과 과로, 무절제한 식생활 외에 화를 많이 내는 것, 잦은 외상, 스트레스, 무분별한 성생활 등을 꼽는데, 이러한 요소들이 비장이나 신장에 영향을 주어 간질환을 유발하거나 간장에 직접적인 영향을 끼친다는 것이다.

간肝질환의 한방적 치료법

간질환을 의심할 수 있는 증상은 크게 두 가지이다. 첫째, 겉으로 나타난 증상은 얼굴빛이 푸르며 평소보다 화를 잘 내고 깔끔하고 깨끗한 것을 좋아한다. 둘째, 배꼽의 왼쪽에서 툭툭 뛰는 것이 느껴지며 팔다리가 무겁고 소변과 대변이 시원치 않고 힘줄이 당기는 증상이다. 이는 간장병이 속으로 나타나는 것에 해당된다.

이외에 두통, 어지러움, 옆구리통증, 황달, 적취積聚, 창만脹滿, 피로, 술로 인한 병 등도 간질환의 범주에 속한다.

최근에는 생화학검사, 면역검사, 초음파, CT, MRI, 조직검사 등을 통하여 바이러스성 간질환, 중독성 간염, 지방간, 알코올성 간질환, 간경변증, 간암 등을 진단할 수 있으며, 한방검사인 맥검사, 체질검사, 간장과 관련된 증상의 변화 및 간장의 기능 정도를 평가하면 더욱 정밀하게 간질환의 경과 및 예후를 알 수 있다. 한방적인 치료법으로는 약물치료와 체질 식이요법을 위주로 하며, 침치료와 기공요법을 병행하는 경우가 일반적이다.

바이러스성 간질환의 경우, 간장의 열을 식히면서 소변을 통하여 염증을 해소하는 것이 중요하다. 기본적으로 인진오령산, 관중탕(소음인) 등을 처방으로 쓰며, 여기에 증상과 체질에 따라 적절한 약재를 가감한다. 중독성 간염의 치료는 최근에 복용한 약물이나 특이한 음식물 등 간장에 중독을 일으킬 수 있는 가능성이 있는 요인부터 제거한다. 그 이후에는 충분한 영양섭취와 아울러 적절한 휴식을 취하며 간세포를 보호해주고 이담작용이 있는 약재들을 이용한다.

지방간의 치료에 있어서 '습열'을 제거하는 것이 가장 중요하다. 술로 인한 습열에는 땀과 소변을 통해 습기와 열기를 제거하는 방법을 쓰며, 기름진 음식물 때문에 생긴 지방간에는 식사조절, 체중조절 등이 필요하다.

또 당뇨병의 합병증으로 발생한 지방간은 원인이 되는 질환의 치료가 선행되어야 한다. 갈화해성탕, 대금음자, 태음조위탕(태음인), 향사양위탕(소음인), 목통

대안탕(소양인) 등 처방이 지방간 치료에 우수한 효과를 보인다.

지나친 음주로 인한 알코올성 간염은 땀과 소변으로 술의 독기를 풀어내야 한다. 이를 위해서는 갈화해성탕, 주증황연환, 대금음자, 열다한소탕(태음인) 등이 유효하며 개인적인 증상과 체질에 따라 갈근, 적복령, 반하, 황연, 총백, 지유, 형개, 구기자 등을 가감하여 쓸 수 있다.

특별한 자각증상이 없어 조기발견이 힘든 간암의 경우, 양방에서는 색전술이나 방사선요법, 수술요법, 화학요법 등의 치료법이 활용되는데, 이와 함께 인체의 면역력을 높여주고 기혈의 순환을 원활하게 해주는 한약을 병용하기도 한다. 특히 항암효능이 밝혀진 몇 가지 약재들을 활용하면 생명을 연장시키는 효과와 아울러 치료과정 중에 발생하는 부작용들을 감소시킬 수 있다.

충분한 휴식과 영양 섭취가 최고

무슨 질병이든 치료보다는 예방이 우선이다. 따라서 생명을 위협하는 각종 간질환에 대비할 수 있는 가장 큰 무기는 균형 있는 영양식과 충분한 휴식이다. 균형 있는 영양식으로는 단백질과 탄수화물, 무기질, 비타민이 적절히 배합된 식단이 가장 좋으며 풍부한 녹황색 채소나 과일, 생선과 조개류를 많이 섭취해야 한다.

간의 가장 큰 적인 피로감이 심하게 느껴질 때는 그냥 넘기지 말고 반드시 종합검진을 받도록 하자. 일반적으로 20-30% 가량은 뚜렷한 원인이 있는 피로지만 나머지는 심리적이거나 신경증세에 의한 피로가 많다. 이럴 경우는 가벼운 목욕이나 운동으로 땀을 내거나 어깨와 등의 근육을 풀어주고 발을 따뜻하게 하는 마사지가 좋다. 또 물구나무서기와 같은 두좌법도 도움이 되며 다양한 약차도 피로회복에 유효하다.

우선 숙취에는 칡차, 콩나물국, 인진쑥차 등을 자주 마시면 좋고 빈혈로 인한 피로는 당귀차, 쌍화차, 십전대보탕차를 자주 먹도록 한다. 눈이 피로하면서 변비가 있는 경우에는 결명자차를 마시고, 얼굴이 검어지면서 잔기침을 하는 경우에는 구기자차, 매실차 등이 좋다. 잠자리가 편하지 않고 허리가 아프면서 귀가 울리는 경우에는 음양곽차나 두충차를, 소화가 안 되고 구역질이 날 때는 인삼차, 생강차, 유자차를 자주 마시는 것이 좋다.

평소 소량의 음주, 음주로 인한 일시적 지방간 상태로부터 충분한 회복기간, 균형 있는 식단, 체질 식이요법 등이 간건강에 대한 수칙일 것이다.

'간'하면 빼놓을 수 없는 것이 술이다. 술은 혈액의 순환을 돕고, 대뇌를 흥분시켜 기분을 상기시키지만 지나치면 독으로 작용하여 간에 큰 손상을 입히게 된다. 따라서 기분좋게 마신 술이 독이 되지 않으려면 다음과 같은 사항을 주의하여야 한다.

① 독한 술에 면류를 같이 먹지 마라.

② 하얀 피부를 가진 사람은 술을 많이 마시지 마라.

③ 술은 석 잔을 넘지 않는다.

④ 급하게 마시지마라.

⑤ 한번에 너무 많은 술을 마셨다면 속히 토해 버려라.

⑥ 술취한 뒤 오랜 시간 여행하지 마라.

⑦ 술취한 뒤 성생활은 금물이다.

⑧ 술취한 뒤 찬 곳이나 바람이 많이 드는 곳은 피하라.

9. 당뇨병

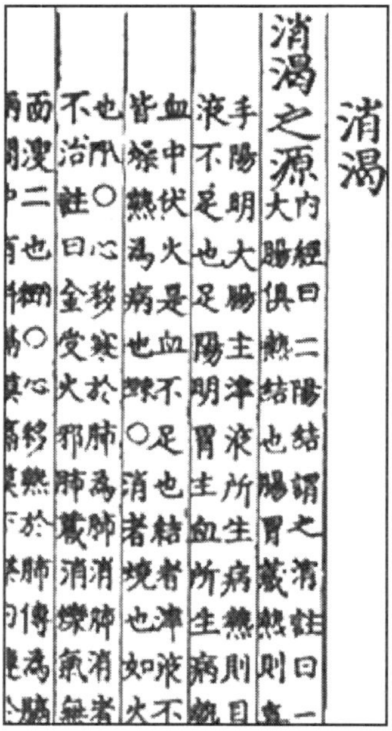

消渴

消渴之源

소갈(消渴)

항상 배가 고프고 목이 말라요

한의학에서는 당뇨병을 '소갈消渴'이라고 정의한다. 즉, 음식을 많이 먹고 소화도 빨리 시키며 쉽게 배가 고프고 항상 갈증을 느끼며 물을 많이 마신다는 뜻이다. 따라서 '소갈'이란 당뇨병을 포괄하는 광범위한 만성 소모성 질환을 지칭하는 말이다.

한의학의 경전인 『황제내경』에는 "무릇 소병消病이란 것은 귀하고 살찐 사람이 기름지고 단음식을 먹어서 생기는 병이다"라고 기록되어 있다. 현대사회는 몸을 편하게 하는 각종 기계가 발달되어 운동할 수 있는 기회가 적어지고, 주위에 기름진 음식들이 우리를 유혹하며, 사회의 각 단위별로 정보 및 스트레스가 넘쳐 당뇨병의 위험으로부터 그 누구도 자유롭지 못하다.

우리 나라의 당뇨병환자는 대략 200만 명 이상으로 1980년대부터 현격하게 늘어나 현재 전 인구의 5% 정도가 당뇨로 고통받고 있다. 특히, 성인 당뇨병은 주로 40세 이후 발병률이 높으며 반수 이상이 과체중이거나 비만인 경우가 많아 당뇨의 예방과 관리에 있어 생활습관의 중요성은 아무리 강조해도 지나치지 않다.

당뇨는 크게 상소上消·중소中消·하소下消 세 가지로 구분할 수 있다.

상소는 혓바닥이 붉고 갈라지며 입이 심하게 마르고 물을 자주 마시는 증상이 나타나는데, 주 원인으로는 심열心熱을 꼽을 수 있다.

중소는 위胃와 대장大腸에 맺힌 열에 의해 인체 진액을 주관하는 대장에 병이 생기면 소변량이 많아지고 입이 마르는 진액부족현상이 나타나게 된다. 또 혈액의 원료를 제공하는 위에 열이 맺히면 아무리 음식을 먹어도 허기가 지고 심한 피로감과 더불어 의욕이 저하되는 현상이 발생한다.

마지막으로 하소는 소변이 기름같고 귀가 마르며 다리가 가늘어지는데, 이것의 원인이 되는 장기는 신장(腎)이다. 상소 → 중소 → 하소의 순으로 병증이 깊어지며 소갈이 오래되면 무서운 합병증이 동반된다.

올바른 식사와 운동요법이 중요하다

당뇨에 대한 한방치료는 먼저 혈액검사 등을 통하여 당뇨를 진단한 후, 그 경중에 따라 식사요법, 운동요법, 생활개선요법을 실시하도록 한다. 특히 당뇨병 예방과 치료에 있어 가장 기본이 되는 것은 식사요법이다. 올바른 식사요법을 실천하지 않고는 아무리 좋은 약을 먹어도 별 의미가 없다.

한방의 당뇨식사요법은 표준체중과 혈중지질, 정상혈압의 유지와 합병증 예방 등을 목표로 하는데, 일반적으로 무조건 적게 먹는 것을 연상하는데, 이는 비만한 당뇨환자에게만 해당된다. 오히려 소아형 당뇨나 영양실조형 당뇨 환자는 혈당조절을 잘하면서 충분한 영양을 섭취해야 한다.

또 당뇨에 좋다는 특정 음식만 먹는 것이 아니라 환자의 상태에 따라 다양한 음식을 골고루 먹어야 한다. 즉 목표체중에 알맞은 열량을 공급하면서 단순

당의 섭취를 제한(당질의 10% 미만이 되도록)하고 지방・포화지방・콜레스테롤・염분은 가능한 한 적게, 섬유소는 가능한 한 많이 먹는 것이 좋다. 또 체질의 특성을 고려한 식단도 권장할 만하다.

당뇨환자가 성공적인 식사요법을 오래 지속하기 위해서는 각자의 습관과 기호에 따라 충분히 즐길 수 있는 식단을 짜는 것이 우선이다. 이를 위해서 자신의 식습관과 생활환경을 의사나 영양사에게 상세히 알려 정확한 식사처방을 받는 것이 현명한 방법이다.

당뇨관리에 있어 식사요법과 더불어 쌍벽을 이루는 것이 운동요법이다. 운동요법은 환자의 체질과 합병증의 정도에 따라 전문의와 함께 운동종목과 강도, 시간, 빈도 등을 조정해야 한다. 일반적인 운동도 좋지만 한방기공을 통한 호흡과 정신, 육체를 가다듬는 것도 좋은 방법이다. 당뇨환자에게 적합한 하루의 운동에너지 사용량은 200 ~ 300kcal로서 자신의 건상과 체력상태를 정확히 평가하여 결정하되 식이요법과 병행하면 그 효과를 더욱 증폭시킬 수 있다.

전체 운동량의 구성은 유산소운동 80%, 근력운동 15%, 유연성 운동 5%가 바람직하며 운동강도는 약간 숨이 차거나 등에 땀이 날 정도면 적당하다. 운동을 처음 시작하는 당뇨환자는 최대 운동능력의 40%부터 시작하는 것이 좋다.

당뇨환자에게 좋은 운동종목으로는 걷기, 속보, 조깅, 맨손체조, 자전거 타기, 가벼운 등산, 수영 등이 있으며 싫증이 나지 않도록 몇 가지 종목을 선택해서 번갈아가며 하는 것도 한가지 방법이다. 적어도 일주일에 3일 이상, 5일 정도는 규칙적으로 운동을 해야 효과를 볼 수 있으며 식후 30분 후부터 시작해서 약 30분간 지속하는 것이 가장 좋다.

자제하는 생활습관을 길러야 한다

당뇨환자들이 일상생활 속에서 특히 조심해야 할 것은 첫째 술, 둘째 과도

한 성생활, 마지막은 맵고 짠 음식과 밀가루 음식이다. 물론 스트레스에 대한 대처방안도 매우 중요하다.

한방에서는 기본적인 식사요법과 운동요법, 생활습관요법과 더불어 침구치료와 한약치료를 병행한다. 침구치료 및 한약치료는 앞서 언급한 당뇨의 3대 구분에서 환자의 증상과 체질을 보고 치료법을 결정한다. 즉 상소에 해당되는 경우에는 심열心熱을 식히기 위한 방법을, 하소에 해당되는 경우에는 신장을 보하면서 열을 내리는 방법을 강구하는 것이다.

한약재를 사용할 때는 상소환자의 경우 인삼, 오미자, 맥문동, 천문동, 천화븐과 우유, 생지황즙, 생연뿌리즙을 주로 처방하고 중소에는 석고, 활석 등을 상용하고, 하소에는 황백, 지모, 숙지황, 오미자 등을 쓴다.

당뇨관리에 있어 많은 환자들이 의지하는 것이 민간요법이다. 누에가루, 뽕나무잎, 완두콩, 구아바, 샘백초주, 두릅, 볶은 땅콩, 돼지 췌장, 가시오가피, 디꾸라지, 호박, 비파잎, 다래 등의 여러 가지 민간요법들이 자주 활용되는데, 이들 중에는 극히 일부이긴 하나 혈당강하 성분을 지닌 것도 있다. 그러나 그것을 그대로 먹거나 마신다고 해서 효과를 보는 것이 아니라 장기간 철저한 의학적 연구를 통해 필요한 성분만을 추출, 적당한 양을 알맞은 방법으로 취할 수 있도록 개발된 것을 사용해야 제대로 효과를 낼 수 있다.

특히 누에가루의 경우, 그 효과에 대한 연구결과가 입증되었지만 비싼 가격에 비해 효과가 제한적이라는 점, 불순물이 섞여 오히려 부작용을 초래할 수 있다는 점에서 병원치료를 등한시하고 이에만 집착하는 것은 위험을 초래할 수 있으므로 신중한 선택이 필요하다.

참고 부록 4. 체질에 따른 당뇨식단

10. 중풍

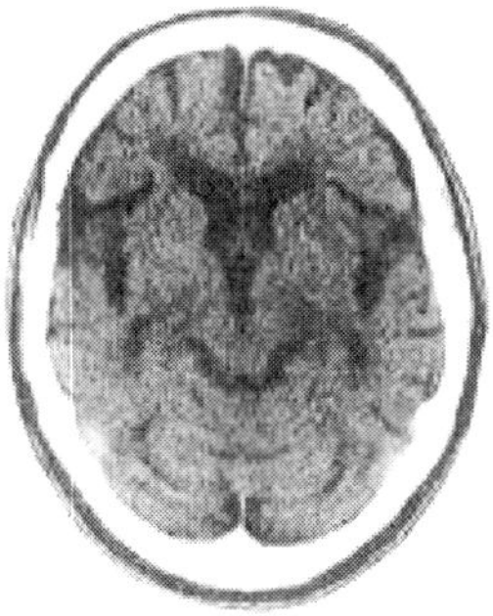
CT촬영(뇌)

뇌혈관질환에 대해 단순히 '풍風을 맞았다(중풍)'는 인식에서 최근에는 CT(컴퓨터단층촬영)나 MRI(자기공명영상) 등의 진단기기를 통해 뇌혈관의 출혈이나 경색 등으로 진단을 내리고 있다. 그뿐아니라 정확하게 발병부위를 파악하므로 환자의 진단과 예후에 더 정확성이 있다. 그러나 뇌혈관질환에 있어서 진단과 예후뿐 아니라 더 중요한 요소라 할 수 있는 전조증상의 진단과 예방 그리고 관리에 허점이 있을 수 있다.

사상의학에서는 사상인의 모든 질병의 원인이 각 체질별 성정性情의 편급에서 온다고 보며, 아울러 뇌혈관질환도 성인병적 차원에서 평소 본인의 체질적 취약점을 잘 관리하지 못하는 데서 발생된다고 본다. 또한 뇌혈관질환의 전조증상에서 발병까지의 진행과정도 각 체질별로 다르게 보며 치료와 관리도 다르게 하고 있다. 뇌혈관 질환은 그 질환의 특성상 증상이 일시적으로 호전되었다 하더라도 체질 개선이 없으면 다시 악화된다고 볼 수 있다.

각 체질별로 뇌혈관질환에 대한 관리방법을 살펴보면, 우선적으로는 사상인의 지행적 조절에 따른 섭생방법을 들 수 있다. 쉽게 표현하면 체질별로 올바로 알고 올바로 행동하는 것이 건강의 기본조건이라는 것이다. 사상의학에서는 개인의 희로애락 갈등에 따라 질병이 올 수 있다고 본다. 그러므로 각 체질별로 개인의 심성에 따른 취약점을 극복하려는 노력을 하여야 한다.

두 번째로는 음식을 통한 관리인데, 이는 각 체질별로 유익한 음식과 해로운 음식이 다르다고 보기 때문이다. 이에 대해서는 실제 경희대 한방병원 입원 환자들에 대해 각 체질별 치료식단을 설정하여 임상적인 연구를 시행함으로써 양호한 결과를 얻기도 하였다.

세 번째로는 구체적인 뇌혈관질환의 관리이다. 사상의학에서는 각 체질에 대한 보명지주 확보에 중요성을 두고 있다. 이는 각 체질별로 중요하게 관리해야 할 부분이 다르다는 의미이다. 이 부분은 항심恒心과 완실무병完實無病의 두 가지 조건에서 찾을 수 있다. 항심이라 함은 정신적으로 불안해하지 않고 충분히 잠을 잘 수 있어야 한다는 점을 들 수 있다. 그리고 완실무병은 육체적 측면에서의 각 체질별 건강조건으로서, 가령 태양인은 소변의 소통이 잘 되어야 건강하다고 보며, 소양인은 변비가 없어야 건강하며, 태음인은 땀이 나야 건강하고, 소음인은 소화가 잘 되어야 건강한 것이다. 따라서 정신적인 안정, 수면, 대변, 소화, 땀의 조건이 뇌혈관질환 관리에 있어서 중요한 지표가 된다. 이 6가지 조건들이 무난히 조절된다면 뇌혈관 질환의 장애가 아직 남아 있다 하더라도 약물의 투여는 필요없게 된다.

1994년 1년 동안 경희대 한방병원 사상의학과에 입원한 뇌혈관질환 환자 361명의 체질적 관리형태에 대해 조사한 적이 있다. 이 가운데 태음인이 202명으로 가장 많은 수를 차지했으며, 소양인은 108명, 소음인은 51명이었다. 태음인은 주로 뇌혈관질환의 패턴이 태음인 고유의 간조열肝燥熱 차원에서 관리가 된 것을 볼 수 있었다. 태음인은 본래 순환기에 취약점이 있는 체질이라 다른 체질에 비해 뇌혈관질환이나 당뇨, 고혈압과 같은 성인병질환들이 잘 발생한다. 그러므로 평소에 비만하지 않도록 조심하고 순환기의 효율성을 높이기 위해 변비를 개선하고 내부에 긴장이 쌓여서 조열이 생기지 않도록 관리해주는 것이 필요하다. 소양인은 화열火熱이 과다하여 나타나는 화열병증의 개념에서 관리가 되었는데 질병의 진행이 빠른 반면, 적당하게 화열을 관리해주면 회복속도도 다른 체질에 비해 빠른 것을 볼 수 있었다. 소양인은 열이 많고 몸에 음이 부족하므로 이러한 관점에서 관리를 잘 해야 한다. 가령, 급한 성격이므로 몸에 열이 축적되지 않도록 하고 평소 생활에서도 마음의 여유를 갖도록 한다든지 하는 노력이 많이 필요하다. 아울러 몸에 열이 축적되어 나타나는 증상들이 발생하면(변비, 가슴 답답함, 얼굴이 붉어짐, 소변이 진해지고 보기가 힘들어짐, 갈증이 많이 나타남 등) 다른 체질보다 신속한 관리가 필요하다. 소음인은 상대적으로 다른 체질에 비해서는 뇌혈관 질환의 발생률이 적은 편이다. 소음인들은 평소 위장장애가 잘 발생하므로 이 부분에 대한 관리를 많이 해야 한다. 뇌혈관질환의 양상은 주로 위장장애와 기운이 울결되는 패턴을 보이나 최근의 환자양태를 보면 위장장애는 별로 없으면서 오히려 변비와 같은 양상을 띠는 소음인 환자들을 보게 된다.

이상과 같이 각 체질별로 뇌혈관질환의 관리에 대해 간략하게 살펴보았다. 뇌혈관질환은 성인병의 입장에서 후유증과 재발의 문제점이 있기 때문에 질환의 완치개념보다는 관리를 통한 질환의 개선에 무게를 둔다. 사상의학에서는 각 체질별로 뇌혈관질환의 유발원인이 다르고 치료와 관리방법이 다르다고 보고 있다.

11. 체질과 중풍

우리나라의 2009년 사망원인(통계청)에 의하면, 사망률 제1위는 암이고, 2위는 뇌혈관 질환, 3위는 심장 질환이다. 의학의 발전에 의하여 뇌졸중의 원인이 밝혀지고 전산단층 촬영술(CT), 자기공명조영술(MRI), 혈관 조영술 등의 새로운 진단법 개발, 식염 섭취 제한 등의 영양학 발달에 의한 식이요법, 식생활이 개선되었다. 그러나 아직도 3대 성인병의 하나로서 국민건강을 위협하고 있는 것은 사실이다.

식생활습관은 물론 성격 유형에 따라 분류하는 사상체질이 중풍(뇌졸중) 발병위험을 예측할 수 있는 척도가 될 수도 있다는 흥미로운 임상연구결과가 나왔다.

경희대학교 한방병원 사상체질과(뇌 · 신경클리닉)에서는 지난 5년간 입원한 중풍 환자 576명의 진료기록을 분석한 결과 태음인 체질 소유자가 43.4%(뇌출혈)~56.4%(뇌경색)를 점유, 전체적으로 가장 많았다. 이 가운데 뇌출혈 환자가 83명, 뇌경색 환자가 493명이었다.

먼저 뇌출혈 환자의 체질별 분포는 성격적으로 비교적 날카로우며 급하고 화를 잘 내는 경향이 있는 소양인이 38명으로 전체의 45.8%를 차지해 가장 많았다. 그다음으로는 자기 의사 표현을 잘 하지 않는 성격의 태음인 43.4%, 내성적인 성향의 소음인 9.6%, 과단성이 있고 창조적이지만 강직한 성품으로 주위 사람들과 융화가 잘 안 되는 태양인 1.2%순으로 나타났다. 그러나 뇌경색의 경우엔 태음인이 278명(56.4%)으로 절반 이상을 차지했고, 이어 소양인 168명(34.1%), 소음인 45명(9.1%), 태양인 2명(0.4%)의 순서를 보였다.

이는 순간적으로 벌컥 화를 내는 소양인 체질의 소유자가 갑자기 높아진 혈압을 못 이겨 뇌혈관이 터짐으로써 출혈을 일으킬 가능성이 높고, 태음인은 동맥경화로 뇌혈관이 막혀서 생기는 뇌경색증에 빠질 가능성이 다른 체질에 비해 상대적으로 높다는 뜻이다.

또 전체적으로 볼 때 태음인과 소양인 체질의 소유자는 뇌출혈과 뇌경색증을 포함한 중풍에 걸릴 위험성이 소음인이나 태양인에 비해 압도적으로 높은 것으로 나타났다. 이번 조사결과 소양인과 태음인 체질은 뇌출혈 환자 중 89.2%, 뇌경색 환자 중 90.5%를 차지했기 때문이다.

또한 이를 토대로 최근 증가추세를 보이는 뇌경색에 걸릴 위험도를 산출, 비교한 결과 태음인은 소음인에 비해 11.7배, 소양인은 소음인에 비해 4.6배나 높은 것으로 나타났다. 이는 뇌경색의 주요 위험인자로 꼽히는 고혈압(21.3배)과 당뇨(4.8배)를 갖고 있는 사람이 그렇지 않은 사람에 비해 중풍에 걸릴 위험도 사이에 해당하는 비율이다.

이 보고서에는 "태음인은 흡취지기가 과다한(많이 먹고 안 움직이는) 체질이기 때문에 비만 고혈압 당뇨 고지혈증 등 심혈관 질환을 유발하는 대사증후군에 빠지기 쉽다"며, "가급적 천천히 소식하는 식사습관을 길러야 하며, 규칙적인 운동을 통해 표준체중을 유지해야 치명적인 중풍을 예방할 수 있다"고 했다.

체질별 특징

구분	태양인	소양인	태음인	소음인
그림	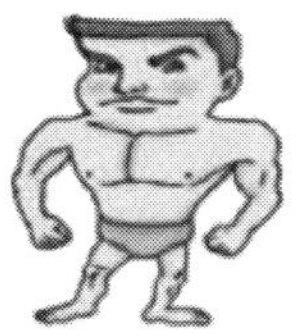	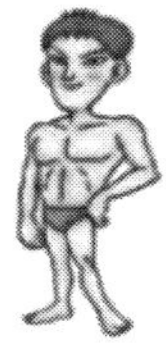	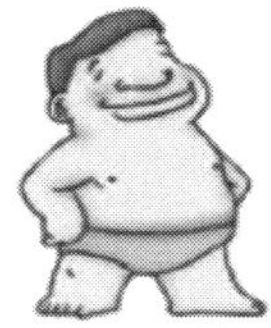	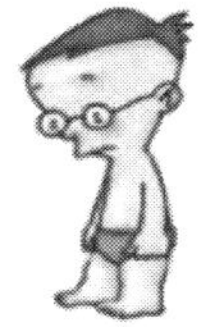
체형	가슴 윗부분이 발달된 체형으로 목덜미가 굵고 건실하며 머리가 큰 반면, 허리 아래 부분이 약한 편이다.	가슴 부위가 잘 발달하여 어깨가 딱 벌어진 느낌을 주는 반면, 엉덩이 부위가 빈약하게 보인다.	허리 부위가 발달하여 서 있는 자세가 굳건하고 안정감 있어 보이나, 목덜미의 기세가 약하다.	엉덩이가 잘 발달하여 앉아 있는 모습이 안정감이 있으나, 가슴 부위가 빈약하여 움츠리고 있는 느낌을 준다.
성격	과단성이 있고 창조적이다. 비교적 드문 체질로 강직하여 주위 사람들과 융화가 잘 안 되는 단점이 있다.	민첩하고 명쾌하며 발랄한 편이다. 성격이 비교적 날카로우며 급하고 화를 잘 내는 경향이 있다.	마음이 너그러우며 체격이 듬직하고 일을 꾸준히 추진한다. 자기 의사 표현을 잘 하지 않는다.	성격이 내성적이고 온순하며 섬세하여 잔재주가 많다. 매사에 소극적이어서 우유부단한 단점이 있다.
건강한 상태	소변이 잘 나올 때	대변이 순조로울 때	땀이 시원하게 나올 때	소화가 잘 될 때
질병	평소 가슴이 답답하고 토하기를 잘 한다. 하체와 허리가 약해 오래 걷거나 장기간 앉아 있기가 힘들다.	신장염, 방광염, 요도염이 잘 발생한다. 상체에 비해 하체가 약해 요통으로 고생하는 경우가 많다.	심장병, 고혈압, 중풍, 기관지염, 천식이나 감기에 잘 걸리며 피부질환과 대장질환이 발행하기도 한다.	만성 소화불량, 위산과다, 복통이 흔히 발생하며, 몸이 냉하여 손발이 차거나 허약한 체질이 되기 쉽다.

12. 뇌 손상 후 감각이상이나 통증

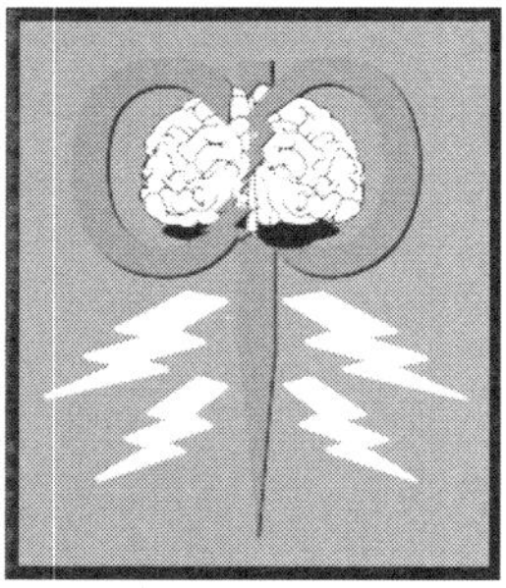

65세 김통증 국장님이 극심한 좌측 팔다리에 통증(감각 이상)으로 내원하였다. 평소 고혈압이 있었던 김통증 국장님은 두 달 전 좌측 팔다리 마비 증상으로 ○○병원 응급실을 통해 입원치료 후 퇴원하였다. 팔다리에 힘이 없는 증상은 많이 좋아져서 혼자서 걸을 수 있을 정도는 되었는데 마비된 쪽의 팔다리에 극심한 통증(고춧가루를 뿌려 놓은 듯 화끈거림, 꽉 조임 등)으로 고통스러워했다. 스타킹으로 감아도 보고 통증 완화제를 사용하기도 하지만 밤에는 통증이 더욱 심해져서 제대로 잠을 못 잔다고 하였다.

김통증 국장님의 뇌 컴퓨터 단층촬영(CT : computed tomography) 검사결과에 의하면 우측 뇌의 시상(thalamus) 부위에 출혈이 있었고 이 후유증으로 좌측 상하지에 심각한 통증이 나타났다. 시상은 뇌간(brainstem)의 상부에 위치하며, 입력되는 감각 정보를 각자의 대뇌피질 중추로 보내어 인식하고 분석하게 해주는 정거장 역할을 한다. 이러한 시상이 손상을 받으면 감각정보 체계의 기능 이상이 오게 된다. 김 국장님과 같은 통증은 뇌혈관질환 후 감각신경의 손상으로 인한 것이며, 중추성 통증의 하나로서 시상통증증후군이라고도 한다. 중풍환자의 2~8% 정도가 있으며 가려움, 조임, 화끈거림 등을 호소한다. 뇌 손상 후 함께 동

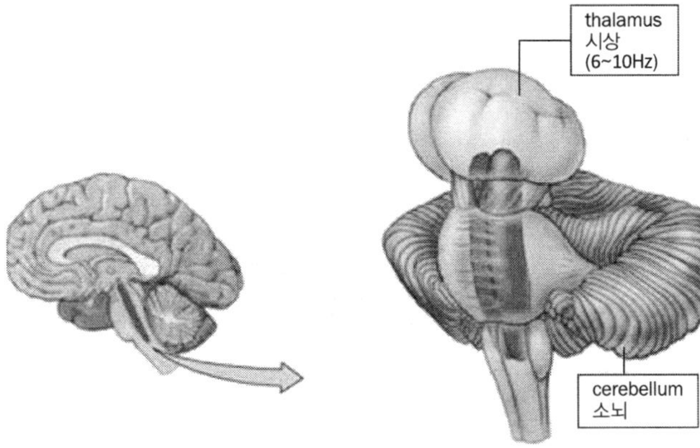

반되기도 하지만 1년이 지난 후에 통증이 나타나기도 한다.

치료는 보통 약물요법으로 진통제는 거의 효과가 없고, 항경련제・교감신경차단제・항우울증제 등을 사용하지만 치료 효과가 만족스럽지 않다.

한방에서는 통증의 경락학적 유형과 체질을 고려하여 초기에는 순기제(기를 소통하는 한약물)・활혈제(뭉친 혈을 풀어 주는 한약물) 등의 한약치료와 침치료를 한다. 최근 일본 치바의대 한방교실에서 한의학적인 변증을 통해 한약을 복용하여 10일 만에 통증이 거의 소실되었고 수반증상도 호전되었다는 임상사례발표가 있다. 한편 전기치료를 임상에서 많이 활용하고 있는데 그 효과에 대한 연구는 계속 진행 중이다.

그러나 이러한 한방치료에도 효과가 없고 자주 재발하면 일주일에 2~3회 약침(봉독 등)치료를 실시한다. 특히 근골격계 통증치료에 유효한 봉독약침이 뇌손상 후 통증치료에 효과가 있다는 임상사례가 최근 보고되어 중추성 통증 치료에 많이 사용되고 있다. 아울러 기혈순환을 돕기 위한 한약물은 체질에 맞게 사용하여야 한다.

그외 만성적인 통증과 감각 이상이 있는 사람은 두경부의 신경학적 검진과 함께 CT 혹은 MRI를 실시하여 중추성 통증인지 확인해야 한다.

13. 손떨림, 파킨슨 병

63세 손떨림 부장님이 진전(떨림)으로 내원하였다. 왼쪽 손떨림이 있는데 휴식할 때 심해지는 진전이 있었다. 또한 근육의 긴장도가 증가하여 관절이 굳은 것처럼 잘 움직여지지 않는 강직도 나타났다. 침대에서 일어난다든가 의자에서 일어날 때 평소와 달리 시간이 많이 걸리고 힘이 들며, 손의 움직임도 느려졌다. 또 글씨 쓰기도 예전보다 어렵고 글씨체가 작아지는 서동현상도 나타났다. 얼굴 표정은 가면처럼 무표정하였다. 특징적인 앞굽힘 자세가 되며 첫걸음을 내딛는 것이 곤란하고, 보폭이 좁아져 종종걸음으로 걷는 불편함을 호소하였다.

신경퇴행성 질환, 파킨슨병

진전, 강직, 서동의 세 가지 증상 중 두 가지 이상의 증상이 보이면 이를 파킨슨증Parkinsonism이라고 한다. 파킨슨병은 아직 궁극적인 발병 원인이 밝혀지지 않은 신경퇴행성 질환의 하나에 속한다. 도파민이라는 신경전달물질의 결핍이 파킨슨병의 증상을 나타나게 하는데, 도파민은 정상인의 뇌에서 검게 보이는 흑색질이라는 부위의 신경세포에서 주로 만들어진다. 파킨슨병 환자의 뇌에서는 흑색질이 탈색되어 있다.

파킨슨병 환자에 대한 국내의 정확한 통계 자료는 없으나, 인구 1,000명당 1명 정도의 비율로 발병하는 것으로 추정된다. 파킨슨병은 주로 노년층에서 발생하는 질환으로 연령이 증가할수록 이 병에 걸릴 위험은 점점 커지게 된다.

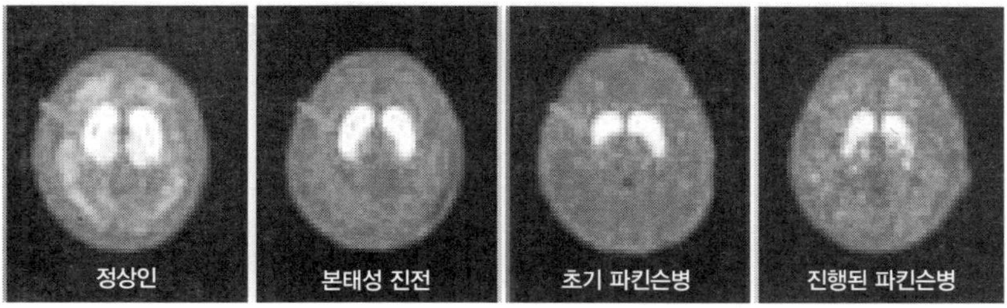

[18F] FP–CIP PET 영상
정상인과 본태성 진전 환자에 비해 파킨슨병 환자는 뇌선조체에 있는 도파민신경 운반체가 감소되어 [18F] FP-CIP 섭취가 낮게 보인다.

파킨슨병의 원인과 검사 방법

한의학에서는 파킨슨병의 주요 원인을 체질적 소인, 근육을 주관하는 간장과 신장의 기능 이상, 기혈의 부조화 등을 원인으로 삼고 있다. 이 병은 대뇌 MRI 검사상 정상으로 나타나므로 적용하기에 한계가 있으며, PET-CT와 같이 정교한 검사 방법들은 흑질선조체 기능장애의 증거를 제공하나 보조적 수단으로 이용된다. 그 외 기립성 저혈압증 등을 살펴 자율신경계 기능장애가 있는지 알아보고, 대뇌(추체로 혹은 소뇌 등) 기능장애를 알아보기 위한 포괄적인 신경학적 검사를 하여야 한다.

파킨슨병의 치료 방법

이 질환의 가장 좋은 치료 방법은 약물치료이다. 도파민의 부족을 교정해주는 약물로 이 병의 증상이 호전되어 일상생활에 큰 지장 없이 삶을 영위할 수 있다. 하지만 이 치료로 병의 진행을 완전히 막을 수는 없다. 따라서 증상 개선 및 진행 완화를 위해 한방치료를 통해 신경퇴행으로 인한 운동장애의 경락학적 발생 원인을 고려한 기혈순환제 · 거풍제 등의 한약재와 침구치료를 한다. 그러나 이러한 것이 효과가 없고, 진행이 계속되면 체질적 소인과 장부의 기능을 조절하는 한약물, 침구치료 및 기공치료 등을 사용한다.

초기 진단과 치료 시 일상생활 가능

다수의 파킨슨병 환자가 이 병을 치매, 뇌졸중, 혹은 관절염 등으로 생각하여 오래 고생하다가 뒤늦게 한방병원을 방문하는 것을 자주 경험하게 된다. 일반적으로 파킨슨병은 초기에 정확한 진단을 받고 적절한 치료를 받는다면, 큰 문제 없이 일상생활을 영위할 수 있다.

14. 발 저림, 하지불안장애

53세 발저림 교수님이 발 저림으로 내원하였다. 잠잘 때 다리(발과 허벅지)에 스멀거리거나 쿡쿡 쑤시는 불편한 느낌이 있다. 잠잘 때 혹은 앉아 있거나 누워 있을 때 등 주로 휴식 중에 나타나며, 저녁이나 밤에 더욱 심해지는 것이 특징이다. 다리를 움직여주면 증상이 완화되지만, 일시적이어서 지속적으로 다리를 움직여 주어야 한다. 이 때문에 숙면을 취할 수 없게 되는 경우가 흔하다. 잠들기도 어렵고, 잠을 자다가도 자주 깨고, 낮엔 수면장애로 피곤하게 된다. 또 환자들은 영화관람이나 장거리 자동차 여행, 항공기 탑승 등 오랜 시간 앉아 있어야 하는 일에도 어려움을 호소하게 된다.

하지불안증후군(Restless Legs Syndrome, RLS)은 종종 다리에 불쾌한 느낌이 동반되고, 움직이게 하는 저항할 수 없는 충동이 특징인 감각운동 질환이다. 국내 하지 불안 증후군의 한 연구에서는 유병률이 성인에서 5%에 달하고 이 중 약 16% 정도만 적절한 치료를 받고 있다고 하였다.

하지불안증후군은 나이와 상관없이 생길 수 있으나 나이가 들어가면서 더 흔히 나타난다. 심한 증상을 보이는 환자 대부분은 중년 이후의 환자이고, 남녀 모두 나타나나 여자가 약간 더 많으며, 때때로 수주에서 수개월에 걸쳐 자연적으로 없어지기도 하고, 서서히 감소하다가 다시 증상이 심해지기도 하는데 대체로 시간이 가면서 서서히 악화하는 경과를 보인다.

원인은 명확히 밝혀지지 않았다. 연구자들은 신경전달물질인 도파민성 회

1 다리에 불편하고 불쾌한 느낌이 들거나, 혹은 그 느낌 때문에 어쩔수 없이 다리를 움직이려는 충동을 받습니까?

2 다리를 움직이려는 불쾌감이 누워 있거나 휴식 중 또는 움직임이 없을 때만 나타나거나 더 심해집니까?

3 다리를 움직이려는 충동과 불쾌감이 다리를 움직이면 완전히 또는 부분적으로 없어집니까?

4 다리를 움직이려는 충동과 불쾌감이 밤에만 생기거나 밤에 더 심해집니까?

➡ 위의 4가지 특징이 있을 경우 하지불안증후군을 의심해 볼 수 있으며, 보다 정확한 진단을 위하여 전문의와 상담을 해야 한다.

로에 이상이 있다고 보고 이에 초점을 맞추어 연구를 진행하고 있다. RLS의 진단에 혈액검사나 특수한 실험실 검사가 필요한 것은 아니다. 다만 다른 질환(이차적 원인들)을 감별하기 위해 검사가 필요한 때도 있다. RLS의 진단은 임상적 과거력에 대한 전문의의 문진으로 이뤄지며, 기본적으로 위의 도표를 충족하는 경우 의심할 수 있다.

이 질환의 약물치료는 철분제와 도파민 수용체에 작용하는 약물의 도움으로 효과도 빠르게 나타난다. Life style을 지키는 것으로 증상이 좋아질 수도 있고 비타민과 미네랄 보충이 도움이 될 수도 있다. 증상 개선 및 진행 완화를 위해 한방치료로 신경전달체계 이상으로 인한 감각운동장애의 경락학적 발생 원인을 고려하여 우선 기혈순환제·보음제 등의 한약재와 침구치료를 한다. 그러나 이러한 것이 효과가 없고, 진행이 계속되면 체질적 소인과 장부의 기능을 조절하는 한약물, 침구치료 및 기공치료 등을 사용한다. 주의할 것은 철 결핍성 빈혈, 임신, 말기신장 질환, 당뇨, 파킨슨병, 혈관 병변 및 말초신경계 질환, 척추성 하지 동통 등의 질환과 감별이 중요하다. 하지불안증후군은 초기에 정확한 진단을 받고 적절한 치료를 받는다면 큰 문제 없이 일상생활을 영위할 수 있다.

15. 수족냉증

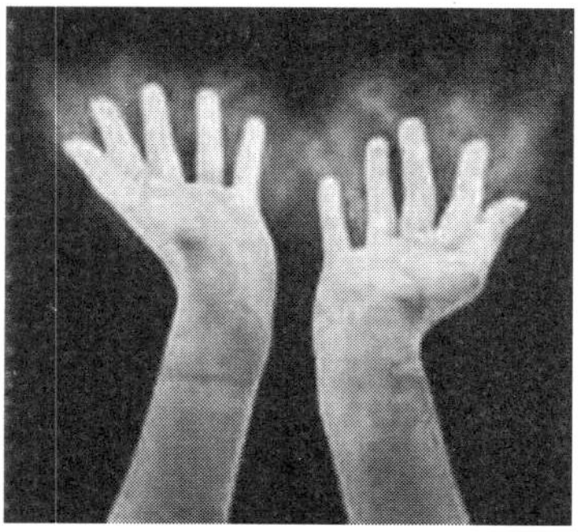

35세 수족냉 여과장님이 극심한 수족냉증으로 내원하였다. 날씨가 추워지거나 찬물에 손·발 등을 담글 때 손가락이나 발가락이 하얗게 창백해지며 감각이 무뎌진다고 하였다. 그러고 나서 손가락이나 발가락이 다시 따뜻해지면 혈액 공급이 원상 복귀되어 피부 색깔이 붉은빛으로 변하고 때론 저리고 붓기도 한다고 했다.

추운 곳에 나가거나 찬물에 손·발 등을 담글 때 또는 정신적인 스트레스 등에 의해 발작적으로 손가락·발가락, 코나 귀 등의 끝 부분이 혈관 수축을 유발하여 혈액 순환 장애를 일으키는 것을 수족냉증(iced hand) 혹은 레이노병 Raynaud disease이라고 한다. 레이노병이란 1862년 프랑스 의사인 모리스 레이노 Maurice Raynaud가 처음 발견한 질환으로, 그 의사의 이름을 따서 레이노병이라 부르게 되었다. 지역에 따라 다르지만 많게는 전 인구의 12%까지 발생한다. 주로 20~40세 여성에서 흔하며, 남성보다 여성에서 약 9배 정도 높게 나타난다. 또한 가족 중에서 발병할 가능성이 커 유전적인 영향을 받는 질환이다. 우리나라처럼 사계절이 뚜렷한 기후 조건을 가진 지역은 특히 겨울철 건강관리가 중요하다.

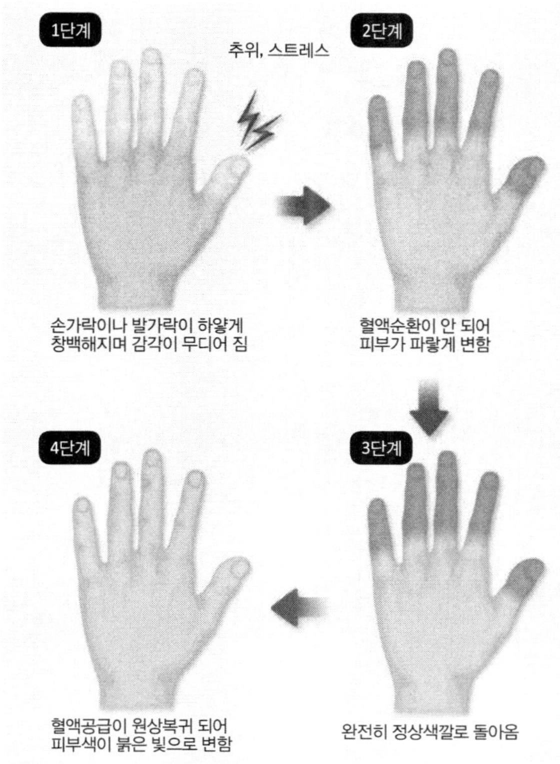

증상은 나타나는 시간 순서에 따라 4단계로 나눈다. 첫 번째 단계는 추위, 진동, 스트레스에 의해 손가락·발가락, 코, 귓불 등에 발작적으로 과도한 혈관의 수축이 일어나 혈액의 공급이 부족해져서 일시적으로 손가락이나 발가락이 하얗게 창백해지며 감각이 무뎌진다.

두 번째 단계는 혈액 순환이 안 되어 조직에 산소 공급이 부족해지면서 피부 색깔이 파란색으로 변한다.

세 번째 단계는 손가락이나 발가락이 다시 따뜻해지면 혈액 공급이 다시 원상 복귀되어 피부 색깔이 붉은 빛으로 변한다.

마지막 단계는 혈액 순환이 정상적으로 돌아와 손가락·발가락이 완전히 정상 색깔로 돌아오게 된다. 종종 부종과 저린 증상이 동반된다.

진단은 추위나 물 등에 노출 시 그림과 같이 전형적인 변화를 보인 적이 있는지가 가장 중요하다. 그 외에 일부러 추위를 유발하여 손・발의 혈관 수축 여부를 알아보는 검사나 혈관 초음파, 또는 전신 체온을 측정하는 검사 등을 시행해 볼 수 있다.

치료는 말초혈관을 확장시키기 위해 약물을 사용하기도 하고, 심한 경우 혈관 수축 기능을 하는 신경(교감신경)을 수술적 치료로 일부 제거하기도 한다. 한방에서는 수족냉증의 경락학적 발생 원인과 체질을 고려하여 급성기에는 순기제・활혈제・온경제 등의 한약재와 침치료 및 약침(봉독 등)치료를 한다. 그러나 이러한 것이 효과가 없고, 자주 재발하는 경우엔 장부의 기능을 조절하는 한약물을 사용한다. 또한 수족냉증 예방프로그램을 실시하는데 ① 스트레스 줄이기 : 하루 30분 운동(오전보다는 오후가 좋다), 7 ~ 8시간 숙면, ② 술과 담배 3개월 금지, ③ 진동을 유발하는 행동을 피한다, ④ 손발 보호 : 냉장고에서 차가운 음식을 꺼낼 때 맨손으로 하지 않는다. 겨울에는 장갑이나 양말을 꼭 끼거나 신고 다닌다. 외부 출입 시 손난로를 가지고 다닌다.

아울러 다른 류머티스성 질환(전신성 경화증, 루푸스, 류머티스성 관절염 등)과 연관이 있는지 특수한 피검사를 확인해야 한다.

16. 빙빙 어지럼증

57세 어빙빙 교수님이 심한 어지러움으로 내원하였다. 처음 발생의 시작은 2일 전 새벽에 잠자리에서 일어나거나 몸을 좌우로 돌아눕는 순간에 발생하였다 빙빙 도는 어지러움과 함께 속이 메슥거리고 구토도 있었다. 이후 계속되는 어지럼증은 특정한 머리의 위치나 움직임에 의해 유발된다고 한다.

어빙빙 교수님은 그 외 신경학적 증상이 없어 먼저 다음과 같은 간단한 test를 실시하였다. 앉은 자세에서 환자의 머리를 환측(오른쪽)으로 45° 돌리고 환자를 눕히며 머리를 뒤로 젖혀 검사대보다 30° 정도 머리가 낮은 위치를 유지한 후 안진(눈이 무의식적으로 떨려서 초점을 유지할 수가 없는 증상)을 관찰하였다. 특징적인 안진은 잠복기가 1 ~ 5초이며 지속기간은 30초 정도였다. 안진의 발생 시에는 회전성의 어지럼증을 동시에 느끼게 되었다.

어지럼증(dizziness)은 환자들이 가장 흔하게 호소하는 증상의 하나로 인구의 20 ~ 30%가 어지럼을 경험한다. 보통 이석증(양성 돌발성 두위현운, 말초성 어지럼증)은 회전성 어지럼증을 일으키는 말초성 내이 질환 중 가장 높은 빈도를 보이는 단일 질환으로, 어지럼증 클리닉 내원 환자 중 18.3%를 차지한다고 보고되어 있다. 최근 건강보험심사평가원이 분석한 심사결정자료에 의하면, 2005 ~ 2009년 '전정기능의 장애(말초성 어지럼증)' 환자가 4년간 약 20만 명, 연평균 11% 증가한 것으로 나타났다. 성별로는 여성 환자의 비율이 약 70%, 연령별로는 40세 이상이 77.7%, 연령이 높아질수록 환자 수도 증가하는 것으로 나타났다.

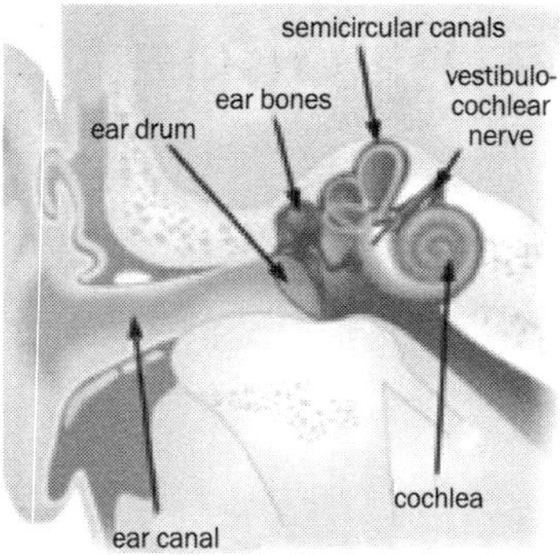

귀의 해부도

3개의 고리모양으로 보이는 것이
평형기능을 담당하는 기관이다.

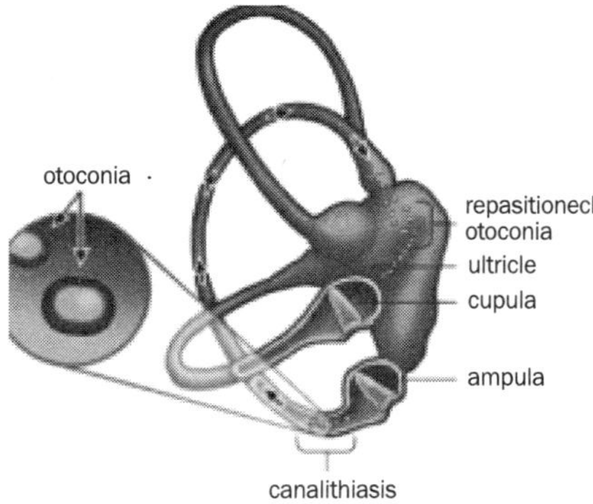

평형기관과 내부에 위치하는 이석(otoconia)의 모습

어빙빙 교수님의 경우엔 귓속에서 이석이 후반고리관의 내림프강 내로 들어가면서 중력의 영향으로 머리를 오른쪽으로 움직이는 데 따른 내림프 움직임이 비정상적인 항진 효과를 일으켜 어지럼증과 안진이 유발된 것이다. 이석이 왜 떨어져 나갔는지 직접적인 원인은 50 ~ 70%의 경우 잘 모른다. 보통 침범되는 반고리관은 주로 후반고리관이 가장 많다. 이것은 누워 있는 자세에서 후반고리관이 가장 아래 부위에 놓여 있어, 생성된 부유물이 중력의 영향으로 후반고리관으로 들어가기가 쉽기 때문이다. 한의학에서는 이석에 의한 어지럼증을 담현痰眩, 현훈眩暈 등으로 분류하며, 기혈순환의 장애와 체내의 노폐물 축적(담음) 등으로 원인을 삼고 있다.

치료는 보통 비수술적 요법으로 이석치환술modified Epley maneuve을 실시하는데 통상 82.3%의 치료 성공률을 보인다고 한다. 그 외에 이석의 경락학적 발생원인과 체질을 고려하여 급성기에는 거담제·거풍제 등의 한약재와 침구치료를 한다. 그러나 이러한 것이 효과가 없고, 자주 재발하는 경우엔 장부의 기능을 조절하는 한약물을 사용한다. 아울러 추가로 소뇌 등의 중추신경계에 이상이 없는지 확인해 보아야 한다.

17. 메니에르병 :

어지러움, 귀불편감(이명, 난청, 충만감)

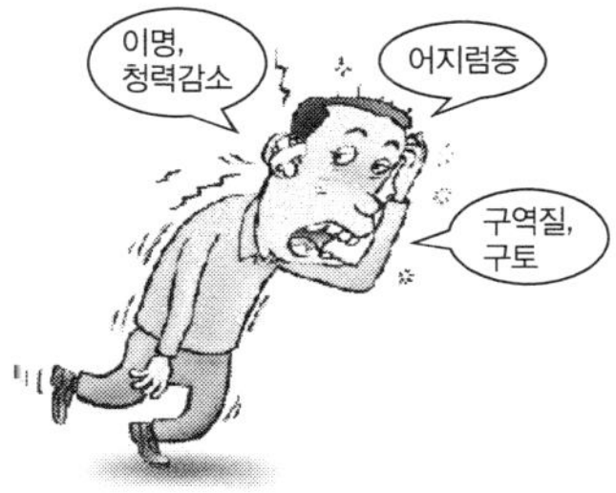

프랑스 출신 50세 메니에르 교수님이 갑자기 생긴 어지러움과 이명(귀울림), 청력소실, 귀의 충만감으로 내원하였다. 지난해에 신임교원으로 초빙되면서 새로운 환경에 적응하는 데 심한 스트레스로 인해 발생하였다. 어지러움이 2회 이상의 20분 이상 발작적・주기적으로 나타났다. 청력이 소실되어 저음이 잘 안 들리며 큰 소리는 블편하다. 지속적으로 큰 종이 울리는 듯한 소리가 귀에서 들리고, 비행기가 착륙할 때처럼 귀가 꽉 막힌 듯하였다.

메니에르병이란 1861년 프랑스의 Ménière가 처음 기술한 어지러움, 청력소실, 이명, 귀의 충만감을 주 증상으로 하는 임상질환이다. 이러한 증상은 갑자기 잘 생기며 매일 증상이 계속되거나 또는 1년에 1번 정도 경고 없이 발생한다. 남녀의 발생 빈도는 비슷하고 30 ~ 60세에서 잘 생기며, 약 65%는 50세 이전에 발생한다. 대부분 한쪽 귀만 침범하지만(약 75 ~ 80%) 수년 이상 오래 계속되면 다른 쪽 귀도 침범할 수 있다고 한다. 인구 1,000명당 0.5 ~ 7.5명 정도이며, 영국이나 스웨덴에는 발생빈도가 더 높다. 미국에는 3 ~ 5백만 명 정도의 환자가 있고 1년에 약 100,000명 이상의 새로운 환자가 발생한다고 한다.

특발성 내림프수종idiopathic endolymphatic hydrops이라고도 하는 내이 질환으로 어지러움을 가장 잘 일으키는 질환 중 하나이다. 달팽이관 속의 고혈압이라고 명명하기도 하는데, 달팽이관 내의 내림프의 압력이 올라가면서 팽창을 하여 달팽이관 내의 외유모세포와 내유모세포 더 나아가 구형낭과 난형관, 팽대부에 영향을 미쳐서 결국엔 전정기관에도 문제를 일으켜 어지럼증을 유발하고야 만다. 정확히 메니에르병을 진단하는 검사는 없지만 청력검사, 전기와우도검사, CT & MRI 등으로 다른 병과 감별할 필요가 있다. 원인불명의 메니에르병은 역시 자가면역 질환이 가장 의심이 되며, 스트레스 및 피로가 증상을 더 나쁘게 하는 요인이고, 알레르기 또한 원인 중의 하나이기 때문에 반드시 식사요법이 중요시된다. 한의학에서는 담음과 어혈에 의한 두부 및 귀 부위의 경락기혈순환의 장애와 장부(오장육부)를 중심으로 한 내장기능의 대사활동 이상 등으로 원인을 삼고 있다.

치료는 내이의 혈액순환을 항진시키고 내이의 유압을 조절하는 데 있다. 약물요법으로는 주로 항히스타민제와 진통제를 쓰고, 벤조디아제팜 같은 신경안정제와 이뇨제, 메틸프레드니솔론 같은 스테로이드 약을 병용하고 있다. 한방에서는 내이의 혈액순환과 유압과 관련된 경락 및 장부에 따라 체질을 고려하여 급성기에는 거담제 · 활혈거어제 · 이수제 등의 한약재와 침치료 및 약침치료를 한다. 그러나 이러한 것이 효과가 없고, 자주 재발하는 경우엔 장부의 기능을 조절하는 한약물을 사용한다. 또한 메니에르병 예방프로그램을 시행하는데 ① 나트륨섭취 제한 : 하루 5g 이하로 줄여야 한다. 라면, 김치, 된장, 고추장, 햄, 소시지, 고기 등을 삼간다, ② 채식 위주의 식단, ③ 활성산소 유발음식 피함 : 튀긴 음식은 대부분 활성산소를 유발하므로 피하고, 활성산소를 억제하는 영양제를 복용한다.

18. 골치아프다, 편두통

44세 편두통 여교수님이 극심한 편두통으로 내원하였다. 지난 학기에 학교에서 진행하는 대규모 프로젝트에 참여하여 무리한 뒤에 발생하였다. 두통이 오기 전에 눈앞에 빛이 번쩍이거나 반짝반짝하고, 팔다리가 저리고 혀와 입이 다비되는 듯한 느낌과 함께 말도 어눌해지는듯 하였다. 그리고 머리가 아플 때는 왼쪽 머리에서 맥박 뛰는 듯한 통증이 있었다. 임시로 진통제를 먹고 잠시 수면을 취하면 호전되었는데 오늘은 너무 심해서 혹시 중풍전조증이 아닌가 싶어 한방병원에 방문하였다.

두통은 일상생활을 방해하는 가장 흔한 증상 중 하나이다. 두통의 평생 유병률은 90% 정도로 알려져 있어 일생 중 한번도 두통을 경험해본 적이 없는

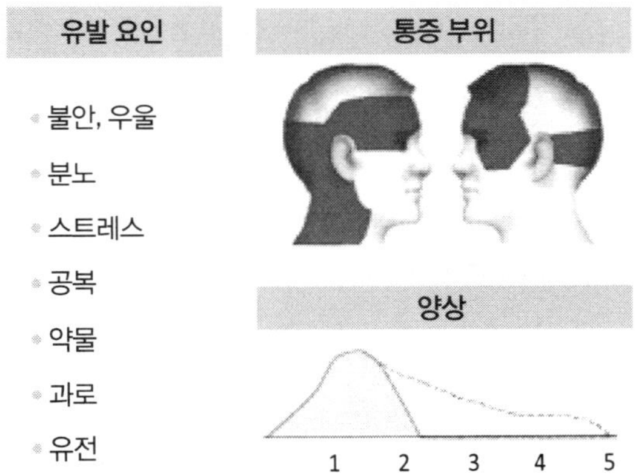

편두통

사람은 거의 없다. 국내에서 조사된 두통의 역학 연구에 의하면 두통의 1년 유병률은 68%(여자 73%, 남자 63%)였다. 두통의 진단 및 분류는 현재 국제두통학회 International Headache Society; IHS에 의한 분류가 가장 널리 사용되고 있다. 뚜렷한 기질적 원인을 찾을 수 없는 일차성 두통이 모든 두통의 90%를 차지한다. 일차성 두통에서도 가장 흔한 두통은 편두통과 긴장형 두통이다. 주기적인 두부 편측성의 박동성 두통인 편두통은 여성의 15 ~ 18%, 남성의 6% 정도에서 발생하며, 사회활동 및 생산성이 활발한 25세에서 50세 연령에서 가장 높은 유병률을 보인다. 또한 편두통은 만성 질환으로 오랜 시간 약물치료를 요하며, 적지 않은 수에서 치료에 잘 반응하지 않는 경우도 관찰된다.

편두통의 원인은 혈관의 이상반응설, 신경화학물질(도파민, 세로토닌 등) 수용체 문제 등으로 설명하고 있으나 아직 확실하게 밝혀진 바는 없다. 한의학에서는 편두통을 담음에 의한 편측 두부의 경락기혈순환의 장애와 장부(오장육부)를 중심으로 한 내장기능의 대사활동 이상 등으로 원인을 삼고 있다.

치료는 보통 약물요법으로 발작 시 확장된 혈관을 수축시키는 목적의 약물, 발작이 없는 시기에 예방적으로 사용하는 약물 등 혹은 항경련제, 항우울제 등이 사용된다. 한방에서는 편두통의 경락학적 발생 원인과 체질을 고려하여 급성기에는 거담제 · 거풍제 등의 한약재와 침치료 및 약침(봉독 · 홍화 등)치료를 한다. 그러나 이러한 것이 효과가 없고, 자주 재발하는 경우엔 장부의 기능을 조절하는 한약물을 사용한다. 또한 편두통 예방프로그램을 시행하는데 ① 스트레스 줄이기 : 하루 30분 운동(오전보다는 오후가 좋다), 7 ~ 8시간 숙면, ② 술과 담배 3개월 금지, ③ 먹지 말아야 할 음식 : 초콜릿, 코코아, 커피, 음료수, 조미료(글루탐산 아스파탐산), 소시지, 햄, 콩, 베이컨, 핫도그, 우유, 모차렐라치즈, 도넛, 양파, 올리브, 아보카도, 건포도, 파파야, 자두, 통조림음식, 아이스크림, 푸딩, 케이크, 파이, 쿠키, 시럽, 캔디, 피자, 땅콩 등이 있다. 아울러 두경부의 신경학적 검진과 함께 MRI를 통하여 기질적 이상에 따른 두통인지 확인해야 한다.

19. 살(비만)과의 전쟁(1)

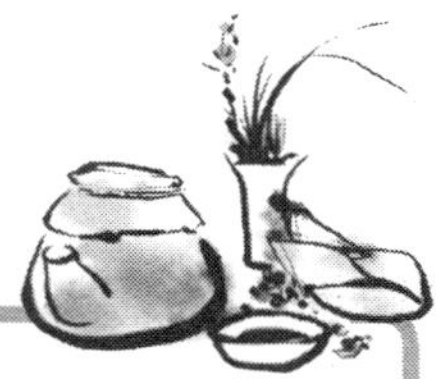

- ▶ 태양인 : 세상 적응과 금주
- ▶ 소양인 : 폭식 삼가
- ▶ 태음인 : 적극적 운동 및 여가생활
- ▶ 소음인 : 규칙적인 식사와 군것질 삼가

최근 비만은 여러 질병을 유발할 수 있는 요인이 되어 관심의 정도가 한방이나 양방 모두 커지는 추세이다.

비만은 체내의 과잉에너지가 지방으로 축적된 상태이므로, 그 원인은 섭취에너지가 과잉되거나, 소비에너지의 감소라는 두 가지 기전으로 생각할 수 있다.

그러므로 비만은 그 원인을 잘 분석하고 적절히 관리하는 것이 필요한데, 특히 정신과적 측면은 더욱 중요시 되어야 한다.

비만에 대한 치료대책으로 식이요법, 운동요법, 정신과적 치료요법, 외과적 수술요법 등이 있으나 여기에서는 비만의 체질별 관리의 요령을 기술해 보기로 하겠다.

태양인의 체형은 본래 마른 것으로 비만한 경우는 드물다. 그러나 세상의 일을 등지고 자기 감정, 특히 분노함으로써 자기만의 삶에 묻혀버린 경우 술(酒)에 의지하여 비만한 경우가 가끔 있다. 그러므로 음주를 멀리하고 자신의 마음을 정화시키는 일을 선행한 후에 적절한 운동요법을 시행하는 것이 바람직하다.

소양인은 화火와 열熱이 많은 체질로 마른 경우가 대부분이나 때론 작고 야무진 체형을 지닌 사람도 있다. 그리하여 작고 야무진 체형을 지닌 사람에게서 비만한 경우를 찾아볼 수 있을 것이다. 그러나 매사에 적극적이고 활동적인 성격 때문에 소비에너지가 많이 축적되지 않으나 급하게 폭식하는 것을 삼가고 적당한 운동요법을 병행해야 할 것이다.

태음인은 비만한 경우가 대부분이다. 그것은 음식에 대한 탐욕(섭취에너지 과다)과 보수적이고 게으른 성품(소비에너지 부족)탓으로 생각된다. 그것은 음식으로 스트레스를 해소하는 경우가 많으므로 정신적 문제해결, 취미생활과 여가활동 등 적극적인 사회활동이 필요하고 적극적인 운동으로 비만에 대처해야 할 것이다.

소음인은 소화기능이 약하여 섭취에너지가 적으므로 비만한 경우는 드물지만 잘못된 식사습관(불규칙적 식사, 열량이 많은 음식의 군것질)과 소극적 성품에 따른 운동부족으로 비만한 경우가 간혹 있다. 그러므로 규칙적인 식사와 군것질을 삼가고 규칙적인 운동을 해야 한다.

20. 살(비만)과의 전쟁(II): 체질다이어트법

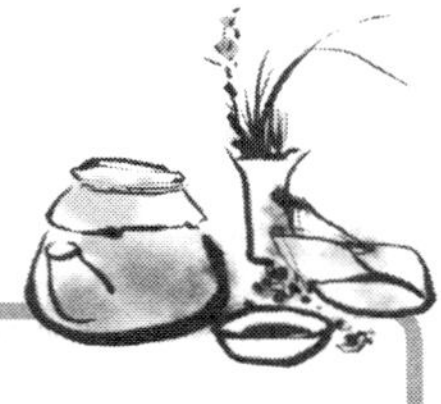

▶ 비만, 습관을 고치자

최근에 큰 키, 날씬한 몸매, 오똑한 코, 갸름한 턱선 등이 미인의 조건인 양 인식이 되어 미적 다이어트에 관한 관심이 높다.

또한 비만은 여러 가지 성인병을 유발하므로 건강한 내일을 위하여 건강 다이어트에도 역시 관심이 크다.

그러나 다이어트에 관한 정확한 지식과 정보를 가지고 접근하지 않으면 다이어트 후에 많은 부작용이 독버섯처럼 도사리고 있음을 알아야 한다.

이에 올바른 다이어트를 위해 체질별로 반드시 주의해야 할 나쁜 습관을 지적해 보기로 하겠다.

태양인

태양인의 본래 체형은 마른 것으로 비만한 경우는 드물다. 다른 사람의 방식이나 업무를 인정하지 않으며, 본인 생각대로 되지 않으면 안절부절하면서 자기 감정을 절제하지 못하고 쉽게 분노하게 됨으로써 술에 의지하는 경향이 있다. 그리하여 비만한 경우가 간혹 있다. 그러므로 음주를 멀리하고 자신의 마음을 정화(화를 내지 말아야 한다)시키는 것이 선행되어야 한다.

1. 생활습관

⑴ 다른 사람의 생각방식이나 업무를 인정하려 하지 않는다.

→ 자기만의 생각을 고집하지 말고 전문가의 의견이나 조언을 참고하는 습관이 필요하다.

⑵ 마음에 정한 일은 정열을 가지고 몰입한다. 언제나 1등이 되려고 한다.

→ 한번 일을 시작하면 밤낮을 가리지 않고, 식사도 거른 채 몰입하는 경우가 많다. 이것은 다른 사람을 믿지 못하고 본인이 직접 일을 해결하려 하기 때문인데, 다른 사람에게 일을 나누어주면서 믿고 활용하는 태도가 필요하다.

⑶ 타인을 설득하려 하나 자기 생각대로 되지 않으면 안절부절하면서 자기 감정을 절제하지 못하고 쉽게 화를 낸다.

→ 대부분의 경우 태양인의 판단은 매우 정확하다. 그러나 그것을 모든 사람에게 강요하다 보면 충돌이 있기 쉬우므로 다른 사람을 먼저 인정하는 자세가 매우 중요하다. 그러면 시간이 지나면서 자연히 해결된다.

2. 음식

⑴ 현실도피를 위하여 술에 의존하는 경우가 많다.

→ 술을 마시다 보면 고칼로리음식을 자연히 섭취하게 되므로 절제하는 것이 좋으며, 또한 정신적 황폐화가 있을 수 있으므로 음악, 미술 등의 예술적 재능을 발휘하는 것이 좋다.

⑵ 음식을 가려서 먹지 않는 경우 비만, 변비, 하지무력, 구토 등이 수반된다.

→ 태양인의 경우 음식을 선택적으로 섭취하는 것이 다이어트의 관건이다. 기본적으로 담백한 음식, 채소, 해물과 조개류 등이다. 육식과 밀가루음식은 반드시 피해야만 한다.

3. 운동

⑴ **땀을 많이 내는 운동은 바람직하지 못하다.**

→ 기공, 무술, 검도 등 심신을 조절하는 운동이 적합하다.

⑵ **태양인의 운동요법**

→ 양인陽人은 상체가 발달이 되고 하체가 약하므로 허리와 복부와 하체를 튼튼히 하는 등산, 걷기, 자전거타기, 축구, 농구 등이 좋다.

→ 등이 발달되고 복부가 약한 체질이다. 그래서 등과 머리부위의 근육은 스트레칭운동을 하고, 복부의 근육은 윗몸일으키기, 등배운동 등으로 강화하도록 한다.

소양인

소양인은 화火와 열熱이 많은 체질로 마른 경우가 대부분이나 때론 작고 야무진 체형을 지닌 사람도 있다. 따라서 작고 야무진 체형을 지닌 사람에게서 비만한 경우를 쉽게 볼 수 있을 것이다. 그러나 매사에 적극적이고 활동적이지만 일을 너무 서두르거나 폭식을 삼가고 적당한 운동요법을 병행해야 할 것이다.

1. 생활습관

⑴ **내면보다 외면을 중시한다.**

→ '보기 좋은 게 좋다'는 사고방식을 가지고 있으므로, 잘못하다 보면 무리한 다이어트를 하여 건강을 오히려 손상하는 경우가 있으므로 전문가의 조언을 받으면서 계획된 다이어트를 하는 것이 좋다.

⑵ **항상 급하게 서두르는 편이다.**

→ 마음이 바빠 서두르다 보면 내실 없이 졸속하고 조잡하기 쉬우므로 '돌다리도 두드리고 건넌다'는 속담처럼 한번 더 생각한 뒤에 행동하는 것

이 바람직하다.

(3) **일을 벌여만 놓고 마무리를 잘하지 못한다.**

→ 이것저것 안해 본 다이어트가 없을 정도로 다양한 방법을 시도하지만 어느 것 하나 제대로 끝까지 시행을 하지 못해 큰 성과를 거두지 못하는 경우가 많다.

2. 음식

(1) **음식을 먹는 속도가 너무 빠르다.**

→ 성격이 급해서 먹는 속도가 빠른 경우가 많은데 음식을 혼자서 먹지 않도록 하며, 식사하면서 많은 대화를 나누도록 하고 음식을 한번 먹을 때 10회씩 씹는 습관을 기르도록 하는 것이 좋다.

(2) **소나기 밥을 먹는다.**

→ 아침은 안 먹고, 점심은 분식으로 가볍게 먹고, 저녁은 폭식하는 타입이 많은데, 이것은 다이어트의 적이 되는 식습관이다. 개인적 생활형태에 따라 식사량을 정하여 규칙적으로 식사하는 습관이 필요하다.

(3) **식사가 불규칙하고 거를 때가 많으므로 변비, 속쓰림, 두통이 동반되는 경우가 많다.**

→ 특히 소양인은 식사를 규칙적으로 하지 않아 위궤양, 십이지장궤양 등으로 고생하는 하는 경우를 임상에서 많이 경험한다. 규칙적인 식습관이 무엇보다도 중요하다. 그리고 소양인은 반드시 매일 아침에 배변하는 습관이 다이어트뿐만이 아니라 건강의 필수 습관이 되어야 한다.

3. 운동

(1) **운동을 꾸준히 인내심을 가지고 오래 하지 못한다.**

→ 무엇보다도 욕심을 내지 말고 1주일에 3회, 3달 이상 꾸준히 운동해야만 다이어트에 성공할 수 있음을 명심하여야 한다.

(2) 소양인의 운동요법

→ 태양인과 같은 양인운동을 하도록 한다.

→ 부위적으로 가슴이 발달하고 허리・엉덩이・하체가 약한 체형이므로 가슴부위 근육은 스트레칭운동을 하고, 허리・엉덩이・하체부위 근육을 강화하는 운동을 하도록 한다.

태음인

태음인은 비만한 경우가 대부분이다. 그것은 음식에 대한 탐욕과 보수적이고 게으른 성품 탓으로 생각된다. 또 음식으로 스트레스를 해소하는 경우가 많으므로 정신적 문제해결과 취미생활 및 여가활동으로 적극적인 사회활동이 필요하고 적극적인 운동으로 비만에 대처해야 할 것이다.

1. 생활습관

(1) 욕심이 많아 남의 것을 탐하는 경우가 많다.

→ 여러 가지 욕심이 있지만 유형적인 물건(음식, 돈 등)에 욕심이 많아서 몸은 비만해지고 정신은 거드름을 피우는 경우가 때로 있다. 항상 자기를 조절하는 태도가 필요하다.

(2) 게으르거나 행동이 둔하다.

→ 계획을 세워 짜임새 있게 행동하는 것이 필요하다. 나태하지 않고 부지런한 생활습관을 기르도록 하여야 한다.

2. 음식

(1) 물만 마셔도 살찌는 체질이다.

→ 보통 물만 마셔도 살찌는 체질은 어느 정도 비만이 이루어진 뒤의 일이다. 즉, 말랐을 때는 잘 모르다가 변비, 월경이상 등이 반복된 뒤에 본인

이 자각하는 경우가 많다. 그러므로 먼저 소화기계나 내분비계에 이상이 없는지 전문의의 진단을 받는 것이 필요하다.

(2) **야식을 피해야 한다.**

→ 반드시 고기를 먹어야 배가 부르다든지, 밤에 간식을 먹어야 잠이 온다든지 허기를 참지 못하는 체질이다. 태음인은 하루에 두 끼의 식사가 적합하고, 저녁은 속을 비우고 자야만 다이어트에 도움이 된다.

(3) **과식을 피해야 한다.**

→ 음식탐이 있어 포만감이 들도록 먹는 경향이 있는데, 항상 정량을 정하여 그 이상을 먹지 않는 습관을 들일 필요가 있다.

3. 운동

(1) **몸을 움직이기 싫어한다.**

→ 몸이 둔하거나 성품적으로 돌아다니기를 싫어해서 컴퓨터 게임 등을 좋아하는데, 반드시 땀을 흘리는 운동을 해야 한다.

(2) **다양한 운동종목을 활용하는 것도 괜찮다.**

→ 우직한 성품이라 아주 쇼킹한 자극이 없으면 늘 하던 대로 운동하고 새로운 변화를 주지 않는다. 먼저 다른 사람의 조언을 받아들여 다양한 운동종목으로 변화를 주면 지루하지 않고 다양한 근육을 활용할 수 있을 것이다.

(3) **태음인의 운 동요법**

→ 태음인은 음인(陰人)으로 하체가 발달되고 상체가 약하므로 가슴과 등 및 상지를 튼튼히 해야 하는데, 이를 위해서는 수영, 조깅, 테니스, 배드민턴, 골프, 야구, 배구 등이 좋다.

→ 배가 발달되고 머리와 등이 약하므로 배부위의 근육은 스트레칭운동을 하고, 머리와 등의 근육을 강화해야 한다.

소음인

소음인은 소화기능이 약하여 비만한 경우는 드물지만 잘못된 식사습관(불규칙한 식사, 열량이 많은 음식의 군것질)과 소극적 성품에 따른 운동부족으로 비만한 경우가 간혹 있다. 그러므로 규칙적인 식사와 군것질을 삼가고 규칙적인 운동이 필요하다.

1. 생활습관

(1) 별일이 아닌데도 조바심이 나고 불안하여 스스로 스트레스를 받는다.

→ 혼자서 속앓이를 하지 말고 다른 사람과 속시원히 터놓고 대화하면서 문제를 해결하는 방법을 취하여야 한다.

(2) 주저주저하여 선뜻 결정하지 못하고, 남 눈치만 본다.

→ 소심한 성품을 버리고 다른 사람과 함께 어울리는 습관이 필요하다. 자기 감정을 표현하여 싫고 좋음을 분명히 하는 것이 스스로를 얽매지 않는 좋은 방법이다.

2. 음식

(1) 밥은 안 먹어도 살지만, 군것질은 항상 한다.

→ 식사를 많이 하지 않으면서도 체중이 줄지 않는 것은 군것질에 있다. 군것질은 다이어트의 적임을 명심하여야 한다.

(2) 입이 짧아 편식이 심하다.

→ 영양학자들은 균형 잡힌 식단으로 골고루 먹을 것을 권장하고 있다. 특별한 위장증상이 없는 한 골고루 먹는 것이 필요하다. 그러나 찬 음료, 밀가루음식은 피하는 것이 건강에 좋다.

3. 운동

(1) **뱁새가 황새를 따라가면 피로만 쌓인다.**

→ 소음인의 운동은 다른 체질과 달리 무리하면 오히려 피곤이 누적되기 쉽다. 그리고 땀을 흘리는 것은 삼가야 한다. 따라서 가벼운 운동을 자주 하는 것이 바람직하다.

(2) **소음인의 운동요법**

→ 소음인도 태음인과 같은 음인운동을 기본으로 한다.

→ 엉덩이가 발달하고 가슴이 빈약한 체질이므로 허리, 엉덩이, 다리부위의 근육은 스트레칭운동을 하고, 가슴의 근육을 강화하도록 한다.

비만운동 요점

'체중조절을 위한 효과적인 운동을 어떻게 해야 하나?' 하는 고민을 누구나 한번은 했을 것이다.

모든 사람은 적당한 운동을 해야 한다는 것이 원칙이다. 특히 체중조절을 위한 것이라면 식이요법과 행동요법 등을 반드시 병행해야 효과적이다.

비만의 문제는 주로 태음인이 대상이 될 수 있지만, 반드시 이 체질에 국한되는 것이라고만 생각하기는 어렵다.

비만은 수렴의 속성으로, 그것에 대한 대책으로 발산이 위주가 되어야 한다는 것은 당연한 이치이다. 그래서 땀이 가볍게 날 정도의 운동이 적합하다.

적합한 운동종목으로 걷기, 조깅, 에어로빅, 자전거타기, 수영 등의 유산소운동이 있다. 관절에 무리가 없는 운동으로는 수영이나 자전거타기가 적합하다. 그리고 직장의 작은 공간에서 할 수 있는 가장 효과적인 운동으로는 체조를 추천한다.

체내의 지방을 효과적으로 빼기 위하여 길고 약하게 운동하는 것이 좋다.

그것은 짧은 시간에 강한 강도의 운동은 글리코겐이라는 것이 주로 소모되기 때문이다. 따라서 비만자는 최대운동력의 50% 강도로, 1회 운동시간은 30-60분 정도가 적당하며, 주당 3-6일은 실시할 것을 권한다.

3-4주 정도를 하고 체중조절이 안 되면 쉽게 포기하는 경우가 많은데 최소한 2-3개월 이상 꾸준히 인내를 갖고 해야만 하며 그 이상 계속하여 운동이 생활의 일부가 되도록 습관화해야 한다.

주의할 것은 연령이나 자기 병력을 고려하여 점진적으로 서서히 운동강도나 시간과 횟수를 조절해야 한다. 그리고 체중조절이 이 모든 것을 해결하는 것이 아니라 기초 위험인자를 배제한다는 것임을 명심하고 인내를 갖고 꾸준히 운동하는 것이 바람직하다.

21. 봉독약침요법

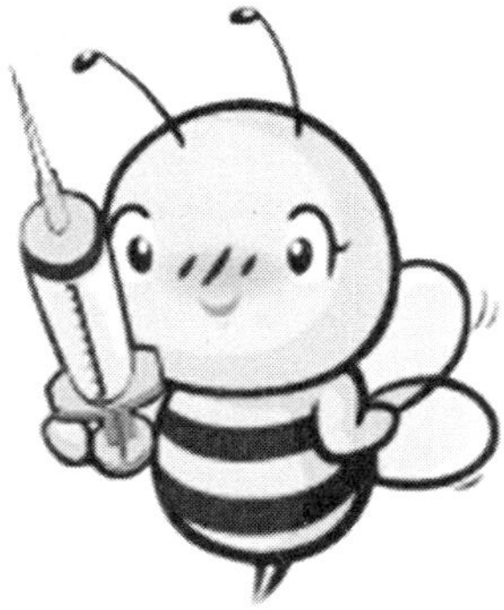

55세 어깨통 차장님이 심한 어깨 통증으로 내원하였다. 최근 과로 때문에 통증이 시작되었다가 날씨가 추워지면서 더욱 심해진 것이다. 병원에서 어깨부위 X-ray 검사에서 뼈에는 이상이 없다고 진단하였으나 저녁에 통증이 심하여 잠을 잘 수가 없다고 한다.

이와 같은 근골격계 질환의 발생 원인은 단순한 동작을 반복할 때나, 신체를 굽히거나, 비틀어 자세가 바르지 않을 때, 무리한 힘으로 동작할 때에 주로 생긴다. 그러나 휴식이 충분하지 않거나 심리적 불안 등이 원인이 되기도 한다. 그중에서 무리한 힘과 동작이 71%를 차지한다. 신체부위별 질환율은 허리가 22.9%, 어깨 20.5%, 목 부위 11.7%를 차지한다.

진단은 관절에 이상이 있는지 방사선검사를 하고, 관절의 가동범위를 체크한다. 아울러 근육 또는 신경 손상부위가 있는지 확인한다.

치료는 근육이완제 · 진통제 · 소염제 등을 사용하기도 하고, 심한 경우는 정밀검사 후에 수술적 치료를 하는 경우도 있다. 한방에서는 근골격계 통증의 경락학적 발생 원인과 체질을 고려하여 급성기에는 활혈제 · 치담제 등의 한약재와 침치료를 한다. 그러나 이러한 것이 효과가 없으면, 봉독약침을 함께 사용한다.

임상에서 통증치료에 탁월한 효능이 있는 봉독약침은 살아 있는 꿀벌에서 고주파의 전기충격으로 봉독액을 추출한다. 이것을 건조한 후 정제과정을 거쳐 만들어진 정제봉독에 인체 체질에 맞게 농도와 대수를 조절하여 피부의 표피와 진피 사이에 피내주사하여 치료한다.

봉독약침의 작용은 ① 간접적인 면역체계의 자극으로 생체의 방어력 증가, ② 항염증작용, ③ 세포 용해작용, ④ 신경독 효과 등이 있다. 봉독약침은 ① 중풍 후유증으로 인한 저림증, ② 급성요추염좌, 요각통(디스크 및 좌골신경통), ③ 대상포진 및 대상포진 후유증으로 인한 고질적인 신경통, ④ 급성 및 만성 관절염, 통풍, ⑤ 류머티즘, 류머티스성 관절염 ⑥ 근육통, 근염, 섬유근염, 근막장애통증증후군, ⑦ 신경통, 신경염 등에 활용되고 있다.

봉독약침 시술 시 주의를 요하는 질환으로는 ① 결핵, 매독, 임질, ② 심한 심장혈관계 합병증, ③ 심한 신장장애, ④ 특이체질 등이 있으므로 반드시 전문의와 상담 후 치료해야 한다.

또한 어깨통증 예방운동을 한다.

① 어깨 스트레칭 1 : 양손을 내려 등 쪽에서 깍지를 낀다. 견갑골이 서로 가까워지도록 힘을 주어 어깨를 뒤로 움츠린 뒤 5초간 유지하고 힘을 뺀다.

② 어깨 스트레칭 2 : 양손을 머리 위로 올린 후 한쪽 팔을 떨어뜨리고 다른 쪽 팔로 붙잡는다. 떨어뜨린 팔을 아래로 당긴다는 기분으로 이완시킨다. 반대편도 동일하게 시행한다.

③ 어깨 이완하기 : 한쪽 팔은 옆으로 뻗고 다른 팔로는 뻗은 팔을 늘려준다. 어깨가 이완되고 있다는 느낌으로 한다. 반대쪽도 동일하게 실시한다.

④ 어깨 옆으로 올리기 : 팔짱을 낀 자세에서 팔을 들어 좌우로 돌려준다.

22. 동서종합검진

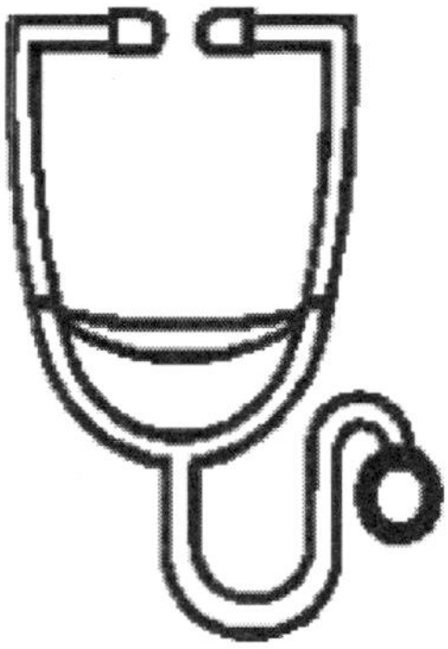

한 · 양방 종합검진

일반적으로 불편한 증상이 있어 검사를 하긴 했지만 검사결과에서 아무런 이상을 찾지 못할 경우, 보통 환자는 민간요법 등 과학적으로 검증되지 않은 방법을 찾아 헤매다 치료시기를 놓치는 경우가 많다.

검사 후 아무런 검사결과를 얻지 못할 때 한 · 양방종합검진을 받아보면 한방과 양방의 장점만을 이용해 개인 특성에 맞는 좀더 세밀한 '맞춤검사' 결과를 얻을 수 있을 것이다.

한 · 양방종합진단이란

일반적으로 알려진 종합진단에 한방검사를 더한 것이라고 생각하면 된다. 한 · 양방협진진단의 종류는 종합, 부인과, 소화기, 중풍, 청소년 검사 등이 있으며 혈액검사, X-ray, 초음파 등 양방검사와 한방검사로 개인의 체질, 장부의 기능 · 증상 · 상태 등을 알아낼 수 있다.

양방검사를 통해서는 주로 신체 구조적 이상을 알아보고, 한방검사 결과를 바탕으로 개인의 신체적 · 체질적 특성을 고려해 각자의 증상에 맞는 치료를 하는 경우가 많다.

한방검사에는 어떤 것들이 있나

한방검사는 크게 체질검사, 장부기능검사, 뇌혈류검사 등 3개 분야로 나뉘어 있다.

체질검사는 각자의 체질을 알면 개인의 건강상 특성을 알 수 있다는 점을 이용, 체질별로 약해지기 쉬운 장기와 질병 유무 등을 검사한다. 예를 들어, 4가지 체질 중 하나인 태음인은 일반적으로 간의 기능은 활발하지만 기관지가 약해 기관지질환에 취약한 특성이 있고 과체중이 될 가능성이 가장 높은 체질이다.

개인별 체질진단은 설문지, 용모이나 체형의 형태학적 계측 및 모양, 서 있는 자세 등을 이용해서 진단한다. 장부기능검사는 양도락, 맥전도, 생기능 검사 등으로 각 장기의 기능 및 상태를 알아보는 검사이다.

특히 전신체열측정기(DITI)를 이용하는 적외선 체열검사는 일반 X-ray나 컴퓨터단층촬영(CT) 등으로 잡아내기 힘든 허리나 신체부위의 통증 및 몸에 비정상적으로 열이 있거나 찬 부분을 찾아내 진료에 이용한다.

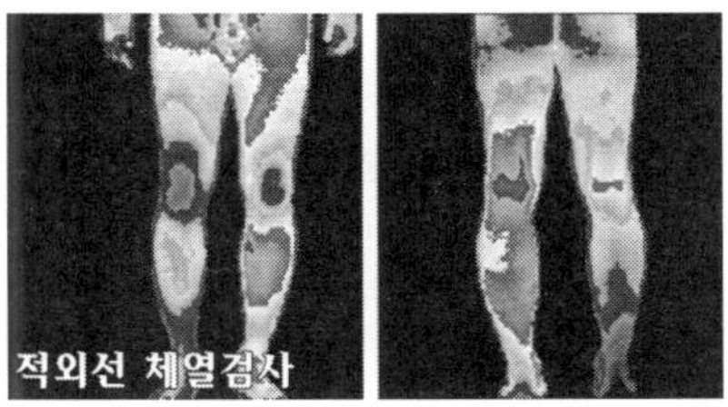

적외선 체열 검사

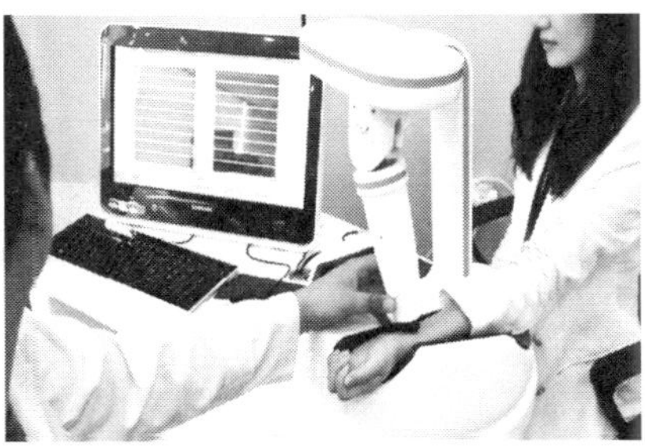
맥진기

장부기능검사에 사용되는 맥진검사는 우리에게 익숙한 진맥과 유사한 검사로, 예전에는 한의사가 환자의 손목을 잡고 맥을 느껴 주관적으로 병의 유무를 판단했다. 현재 사용하는 맥진기는 특정 질환의 환자의 맥을 전자파로 변

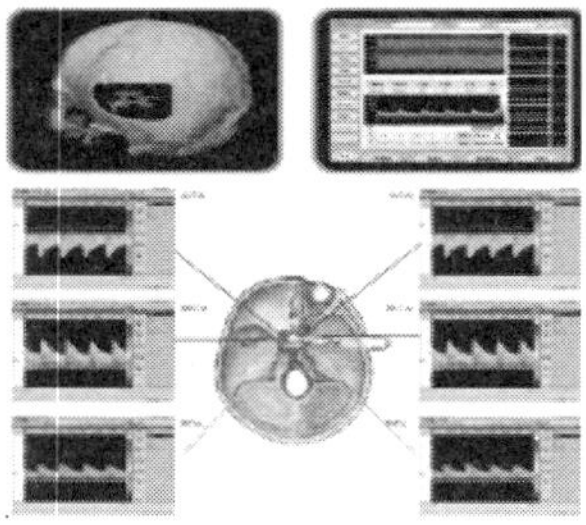

뇌혈류 검사

환, 데이터베이스화해 누가 보더라도 객관적인 소견을 얻을 수 있다는 장점이 있다.

마지막으로 뇌혈류 초음파를 이용, 진단해서 중풍 등 뇌질환 유무를 검사하는 뇌혈류검사가 있다.

한방검사의 장점

한방검사가 양방검사보다 질환 유무를 더 빨리 알아낼 수 있는 것은 아니다. 단지 한방과 양방검사법의 특성을 잘 이용하면 더욱 자세한 검 사결과를 얻을 수 있다는 장점이 있다.

한방에서는 개인의 체질을 이용해서 질병의 발병 가능성과 특정 질환 등에 대한 예방법을 제시하고 있다. 특히 체질의 개인적 특성을 종합적으로 반영하기 때문에 평소 주의해야 할 식습관 및 생활습관, 앞으로 나타날 가능성이 높은 질환 등을 미리 알아서 대처해야 한다.

쉬어가는 코너▶

체질과 술

1. 체질과 술
2. 술과 남녀
3. 술 마시면 얼굴이 붉어지는 사람
4. 체질을 알고 마시자
5. 체질에 따른 건강음주법
6. '술'로 생길 수 있는 여러 가지 질환
7. 술과 알레르기 체질
8. 술을 많이 마시면 세진다
9. 건강 음주수칙, 이것만은 꼭!
10. 체질에 따른 숙취해소법
11. 해장술

방송 _ KBS, 무엇이든 물어보세요
일시 _ 2002년 2월 21일(목) 오전 10 : 00 ~ 10 : 50(40分)

1. 체질과 술

사회자2 : 양주 1병, 소주 80병, 맥주 103병…. 도대체 누가 이렇게 많은 술을 다 마시는 건지? 이런 걸 보면 체질적으로 우리 나라 사람의 경우 술을 잘 마시게 타고난 것은 아닌지?

이의주 : 오히려 반대다. 한국사람의 경우는 원래 술에 약한 체질이다. 결국, 술에 잘 견디는 사람과 그렇지 못한 사람의 경우, 알코올의 대사를 담당하는 효소생산유전자의 차이 때문이다. 알데히드 탈수소효소가 체

질적으로 적다. 인종이나 사람에 따라 알데히드 탈수소효소가 체질적으로 결핍돼 있는 경우가 있다. 유럽사람보다 한국인 · 중국인 · 일본인 등이 이 효소를 적게 갖고 있다. 이 효소가 적으면 술을 조금만 먹어도 알데히드가 몸에 축적된다.

패 널: 그럼에도 불구하고 술 소비는 최고이니, 그만큼 술 마실 일이 많다는 건지… 그런데 교수님 누구는 보리밭에만 가도 술이 취하는 체질이라고 하는데, 체질과 술에는 어떤 관계가 있는 건지?

김교수: 누구에게는 맞고 누구에게는 안 맞는다라고 할 수 있는 것이 아니라 누구에게는 조금 나쁘고 누구에게는 많이 나쁘다의 정도의 차이이다. 술이 끼치는 해 중, 하나는 정신이고 하나는 육체이다. 뇌신경계를 망가뜨리는 쪽으로 가는 체질이 있고 간 및 소화기계를 먼저 망가뜨리는 체질이 있다. 물론 두 가지는 언젠가는 같이 나빠진다. 잦은 음주습관을 통해 주량이 는다는 것은 우리 몸에 알코올이 자주 들어오면서 방어력을 잃고 친숙하게 받아들인다는 의미이다. 익숙해진다는 것은 알코올을 나쁜 것으로 규정하는 것을 포기한다는 의미이다. 체질에 따라 술을 정하는 것만큼 술에 어떻게 반응을 보이느냐는 체질을 판별하는 데 중요한 요소가 된다.

2. 술과 남녀

사회자1: 체질적으로 남자와 여자의 경우는 어떤가? 요즘 여성 음주도 많이 늘어서 문제가 되고 있는데…?

이의주: 알코올 분해의 첫 단계에서 작용하는 알코올 탈수소효소는 위벽에도 존재한다. 즉 위에서도 알코올의 분해가 일부 일어나는데 여성은 이 효소가 부족하다. 즉 남성은 마신 술의 일부가 위에서 분해된 후 흡

수되지만 여성은 전혀 분해되지 않은 상태로 마신 모든 술이 직접 흡수되므로 남성보다 술이 빨리 취한다는 설명이 가능하다.

사회자2 : 결국 술이 여자에게 훨씬 더 해롭다는 말씀인지요?

이 의 주 : 여자는 알코올 분해효소가 적고 지방이 많아 알코올을 제거하는 시간이 더 걸리기 때문이다. 최근 외국의 한 연구보고에 의하면 남자는 매일 5잔의 술을 15년 정도 마시면 간경화에 걸리는 데 비해 여자는 매일 3잔의 술을 10년만 마셔도 간경화에 걸린다고 한다.

3. 술 마시면 얼굴이 붉어지는 사람

패 널 : 술 마시면 한 잔에도 얼굴이 붉어지는 사람이 있고 또 하얗게 변하는 사람도 체질 탓으로 돌리는데 왜 그런지?

김 교 수 : 위에서 흡수하기도 어려운 상황에는 술에 체하듯 얼굴이 하얗게 되는 것이고, 간에서 해독할 수 있는 능력이 떨어져서 혈중에 알코올이 오랫동안 잔존하는 경우에는 얼굴이 붉어진다.

4. 체질을 알고 마시자 : 소주 체질? 맥주 체질?

사회자1 : 그렇다면 술 체질을 어떻게 알 수 있는 건지? 하긴 간단한 방법이 있네요. 술을 마셔 보면 알지만 얼굴이 붉어지는 것도 방법일 것 같고 어떤가? 간단히 알 수 있는 술 체질 판별법은?

김 교 수 : 술은 기본적으로 열물에 속한다. 정확히 말하면 담배는 조열한 성질, 술은 습열의 성질이 있다. 습열의 기운이 어떤 사람에게 더 안 좋을지를 생각해 보면 누구에게 맞고 누구에게 안 맞는지를 알 수 있다. 날씨를 놓고 생각해 보더라도 겨울의 건조한 날씨에 술이 더 잘 맞을

것이다. 뙤약볕에서 술을 마시고 있다면 습한 기운을 갖고 있는 사람은 우선 뚱뚱한 사람이다. 술을 잘 마신다고 하더라도 간질환에 쉽게 이환이 된다. 몸이 마르고 차가운 기운을 갖고 있는 사람이 술에 맞는다. 그렇지만 소화기가 괜찮아야 한다. 몸이 덥지 않고 소화기가 괜찮은 뚱뚱하지 않은 사람들이 술을 잘 마신다. 그렇지만 술은 결국 열을 발생시키고 사람을 쉽게 다혈질이 되게 한다. 그래서 주위를 잘 살펴보면 마르고 호리호리하며 잘 먹어도 살이 안 찐다는 여자들이 술이 센 것을 볼 수 있다. 나중엔 살 찌고 열이 많아도 잘 먹는다. 물론 성질이 사나운 경우가 많다.

5. 체질에 따른 건강음주법

패 널: 술도 사상체질에 따라 가려 마시면 건강에 이롭다는데 좀 정리해 볼까요?

사회자2: 그럼 나머지 소양인과 태양인도 계속해서 설명해 주세요.

이 의 주: 술에 대한 사상의학적 견해는 다음과 같다. 술이 좋은 체질은 태음인이며, 나쁜 체질은 태양인 · 소양인이다. 물론 질병이 있을 때는 모든 체질에 해로우므로 반드시 피해야 한다. 체질에 맞는 술은 태양인은 청주, 소양인은 약주, 태음인은 소주, 소음인은 탁주이다. 술의 해독법으로는 소변을 잘 나오게 하거나 가볍게 땀을 내는 방법이 사용된다. 이뇨를 도와서 술을 해독하는 방법은 양인에게 사용되고, 땀을 내어 술을 해독하는 방법은 음인에게 사용하는 것이 바람직하다.

6. '술'로 생길 수 있는 여러 가지 질환

사회자1 : 술을 잘 마시라는 것 같은데, 체질에 따라 이로운 것이 있다니까 염두에 두면 좋을 것 같고. 그러나 술은 역시 해로운 것임에는 틀림없는 것 같다. 한의학에서는 술로 인해 생길 수 있는 여러 가지 질환을 통틀어 '주상酒傷'이라고 한다던데, 어떤가?

김교수 : 주상이 어떤 것인지 간단하게 언급하고자 한다. 주상은 지나치게 마시는 음주로 인해 나타나는 간장과 위장, 대장의 기능장애를 일컫는다. 주상의 현대적인 질환으로 보면 음주로 인해 나타나는 간 손상인 알코올성 지방간, 간염과 함께 위염, 위궤양, 위하수와 같이 음주로 인해 악화되는 위장질환과 같은 대장의 기능장애의 개념을 포함한다.

패　널 : (VCR 받아) 술로 생길 수 있는 질환 중에서 가장 문제는 간질환일 것 같은데, 어떻게 미리 좀 알 수 있는 체크리스트 같은 것이 없을까요?

김교수 : 몇 가지가 있는데 차트로 보면 ① 가슴 등에 거미 모양의 붉은 반점이 나타난다. ② 엄지손가락이나 새끼손가락 아랫부분이 빨개진다. ③ 피부가 누렇게 뜨거나 눈 흰자위 부분이 노래진다. ④ 손톱 끝이 치솟는다. 손톱이 깨지거나 하얗게 된다. ⑤ 하지가 붓는다. ⑥ 돌연 술에 약해진다. ⑦ 오른쪽 옆구리나 늑골이 아프거나 붓는다. ⑧ 오른쪽이나 왼쪽 늑골 아래를 누르면 딱딱한게 잡힌다. ⑨ 햇빛과 관계없이 얼굴이 얼룩덜룩하게 검어진다. ⑩ 식욕이 떨어진다. 다른 증상을 호소하며 왜 그러냐고 물어보는 환자들이 많다. 술 때문에 그렇다고 말할 수밖에 없다. 알코올의 영향력을 배제하지 않고는 다른 것을 먼저 고려할 수가 없다.

사회자1 : 우리나라 사람의 경우 체질 탓인지, 간질환이 역학적으로 많다고 하던데 실제 그런지?

이의주 : 한국인의 간질환 사망률은 10만 명당 22.9명으로 암(122.1명), 뇌혈관질환(73.2명), 심장질환(38.5명), 교통사고(25.4명)에 이어 다섯 번째이다. 하지만 한창 일할 나이인 40 ~ 50대 간질환 사망률은 2 ~ 3위일 만큼 높다. 국내 만성 간질환의 70%는 B형 간염바이러스, 15 ~ 20%는 C형 간염바이러스이다. 간염 간경변증 환자의 간암 발생 가능성은 정상인에 비해 100배 가량 높다. 3 ~ 6개월 간격으로 혈액검사 및 복부 초음파 검사를 받도록 한다. 특히 만성 간질환이 있는 40세 이상 남성은 간암이 발병할 위험이 더 높다.

7. 술과 알레르기 체질

사회자2 : 술을 많이 마시면 체질 자체도 알레르기 체질이 되기 쉽다고 하던데?

김교수 : 그렇다. 술이 알레르기 체질을 만들기 쉽다는 연구결과가 있다. 하루 한잔 넘게 술을 마시는 사람은 알레르기를 일으키는 IGE 항체의 혈중 농도가 높다는 연구가 있다. 이 항체가 많을수록 알레르기성 비염, 천식, 습진에 걸릴 확률이 높은데 술을 자주 마시는 사람에게 이 항체가 많이 발견된다고 한다.

8. 술을 많이 마시면 세진다

사회자1 : 술은 마실수록 세진다는 말을 많이 들었다. 어떤가?

이의주 : 의학적으로는 '알코올관용'이라고 한다. 알코올관용은 술을 자꾸 마실수록 간에서 술을 분해하는 속도가 빨라지고, 중추신경이 고농도의 혈중 알코올에 적응하기 때문에 생기는 현상이다. 그러나 몸이 고

농도의 알코올농도에서 활동하도록 적응된다는 것은, 혈중 알코올농도가 떨어지면 제대로 기능하지 못한다는 뜻이기도 하다. 즉, 알코올 중독자들이 갑자기 술을 줄이거나 끊을 때 여러 가지 금단증상이 나타나는 것은 이 때문이다.

9. 건강 음주수칙, 이것만은 꼭!

사회자2 : 마시지 않을 수도 그렇다고 마실 수도 없는 이 술, 올바른 음주방법이 있다면 설명해 주세요.

김 교 수 : 개인적인 문제뿐만 아니라 사회적인 문제가 존재한다. 술에 대한 음주문화가 바뀌어야 한다는 것이 우선이고. 좋은 술을 마시는 것도 의외로 중요한 요소가 된다. 좋은 술이란 화학주를 피하고 첨가물이 적은 술, 증류주보다는 발효주나 민속주 등이다. 건강한 사람이 하루에 분해할 수 있는 알코올 양은 160 ~ 180g(대략 소주 2병). 하루 알코올 80g(소주 1병)이 간에 해를 주지 않는 최대량이다. 여성의 경우 남자 기준에서 반 이하로 줄인다. 술을 마시고 난 후 2 ~ 3일은 금주해야 하고, 안주를 많이 먹어 알코올로 인한 위벽과 간 손상을 줄여야 한다. 그 밖에도 담배를 같이 피우지 말 것, 자리를 자주 뜰 것, 말과 노래를 많이 하여 칼로리와 스트레스를 소모할 것, 술을 마시지 않는 사람을 옹호하면서 자신도 덜 마실 것, 세수를 자주 하고 옷차림을 흐트러뜨려 술을 더 마시게 하면 안 될 것처럼 연출할 것이다.

10. 체질에 따른 숙취해소법

패 널 : (VCR 받아) 힘들면 마시지 말아야겠지요. 그 밖에 또 숙취를 다스리

기 위한 좋은 방법들 정리를 좀 해주시죠?

이 의 주 : 일반적으로 ① 위 속에 남아 있는 알코올 찌꺼기를 토해낸다. ② 토하기가 어려우면 따뜻한 꿀을 진하게, 혹은 차를 몇 잔 마신다. ③ 미지근한 물로 목욕을 한다. 그리고 좋은 방법은 : 〈체질에 따른 해독법 차트 설명〉

11. 해장술

사회자2 : 숙취해소한다고 해장술들도 많이 마시는데…, 이 방법 역시 나쁘죠?

김 교 수 : 마약을 생각해 보면 된다. 마약의 효과가 떨어져 고통스러울 때 마약을 투여하면 괜찮아지는 것과 같다. 끝까지 가고 있다는 신호이다. 감각장애를 완전히 유도해서 통증조차 느끼지 못하게 하는 것이다. 때로는 이런 상황에서 토하다 잘못되는 사람들도 있다.

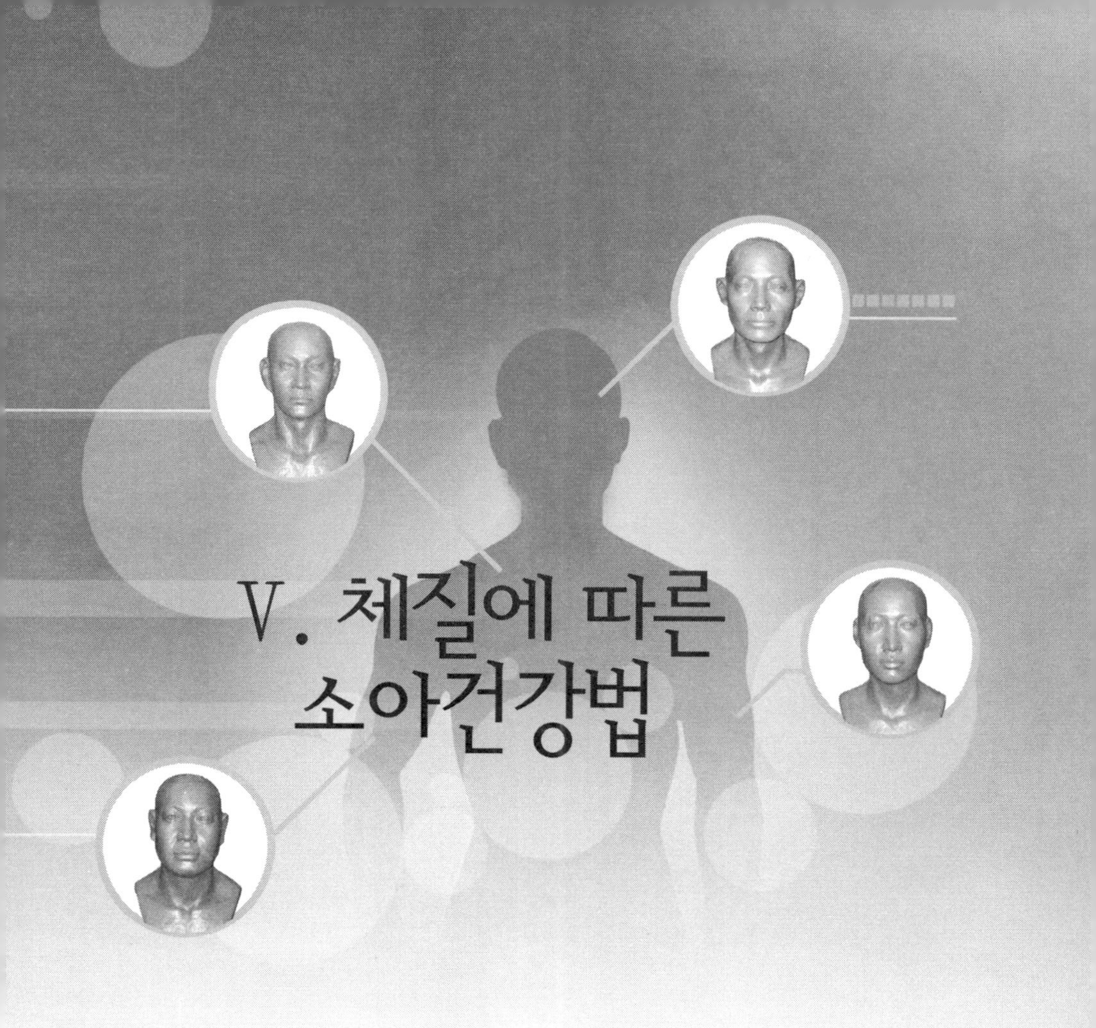

V. 체질에 따른 소아건강법

1. 체질육아법
2. 병치레를 자주 하는 아이
3. 체질밥상
4. 여름철 소아건강
5. 체질에 따른 아이의 성장

1. 체질육아법

체질대로 사는 것이 건강의 첫걸음!

한방에서는 체질에 맞는 평소의 섭생을 중시하고, 질병의 원인과 치료를 생활과 환경요인에서 찾는다. 그래서 흔히 병원에 다녀도 병이 잘 낫지 않거나 특별한 이유 없이 특정 질병에 자주 걸릴 때, 혹은 딱히 아프지는 않지만 몸이 불편할 때 한의원을 찾는다.

바로 이런 한방요법의 예방의학적 측면을 생활 속에서 실천하는 것이 건강생활에 많은 도움을 준다. 사람은 저마다 타고난 체질이 다르고 체질마다 적합한 환경과 부적합한 환경이 있다. 체질에 맞춰 몸에 해로운 환경과 먹거리를 피하면 그로 인한 질병을 미연에 방지할 수 있다.

그렇다면 한방에서 말하는 체질이란 과연 무엇일까? 우리 아이의 체질은 어떨까? 올해로 동무 이제마 선생 1백주기, 체질대로 키우는 한방 육아의 의미가 더 깊다.

체질? 사상의학?

한방에서는 사람의 체질을 크게 네 가지로 나눈다. 폐와 간 · 신장 · 비장 등 오장 육부의 대소에 의해 구별되는 이 같은 체질은 신체적 특징, 외모, 기질, 성격 등에서 특정한 성향을 나타내며 체질에 따라 약한 내장기관, 잘 걸리는 질병이 다르다.

체질진단은 꽤나 까다로워 사상의학을 전문으로 하는 한방전문의가 정확하게 진단할 수 있으며 진단법도 조금씩 다르다. 어른의 체질을 진단할 때, 가장 기본이 되는 것은 얼굴 생김새의 특징을 체크하는 용모사기법, 체형의 특징을 체크하는 체형기상법, 평소의 습관과 병증을 체크하는 체질병증법 등이 있다. 사상체질의 특징은 아래의 표와 같다. 그런데 한창 성장기에 있는 아이의 경우, 골격이 발달 중이고 유아 특유의 생리와 병리를 따라가기 때문에 전문의가 아니고서는 딱히 어떤 체질이라고 단정짓기 어렵다.

체크! 체크! 나는 어떤 체질?

체질	태양인	소양인	태음인	소음인
인상	뚜렷한 인상, 눈빛이 강한 것이 특징	턱이 뾰족하고 입술이 얇다. 날카롭고 강인한 느낌	이목구비가 크고 후덕하고 듬직한 느낌	이목구비가 작은 미인형
체형	배와 하체가 빈약, 목덜미와 등이 발달, 건장한 편	가슴이 발달하고 엉덩이가 빈약, 특히 다리가 가늘다.	체격이 큰 편, 허리, 배가 발달하고 목덜미는 빈약	엉덩이가 발달하고 어깨와 가슴이 빈약
성격	머리가 명석하다. 진취성이 강하고 독선적 · 남성적	명랑하고 재치 있으며 판단이 빠른 편, 외향적 성향	집념과 끈기가 강하며 활동적, 고집이 강하고 보수적 성향	매사 치밀하고 예민하다. 내성적 · 여성적 성향
잘 걸리는 질병	생목, 구토, 하지무력, 요통, 근육질환	비뇨생식기계 질병, 요통, 불면, 변비, 신경계 장애, 화병	호흡기 · 순환기 질환, 대장질환, 비만, 피부질환	소화기계 질환, 냉증, 알레르기 질환, 설사
건강 제일 원칙	소변 소통이 잘 되어야 한다.	대변 소통이 잘 되어야 한다.	땀이 고루 나야 한다.	소화가 잘 되어야 한다.

체질은 부모를 닮는다

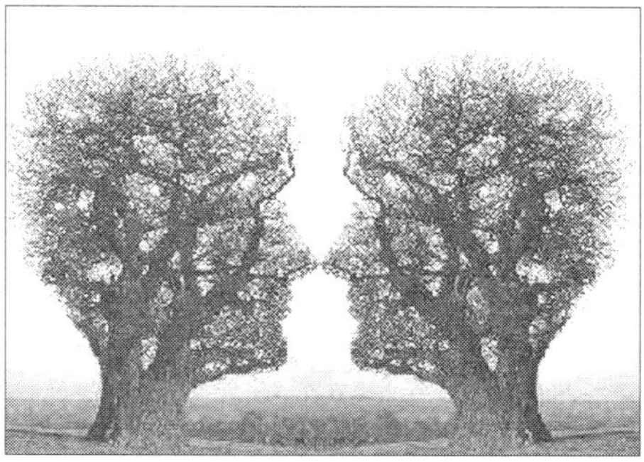

아이는 부모를 닮는다

그래도 아이의 체질이 궁금하다면 아이의 얼굴을 보자. 아이는 엄마 아빠 중 더 닮은 한쪽 부모의 체질을 닮기 쉽다. 아이의 용모, 체형, 습관과 평소 잘 걸리는 질병이 부모 중 어느 쪽에 가까운지 살펴보면 아이의 체질을 짐작할 수 있다. 체질은 유전되기 때문이다.

이러한 구별법은 임상학적으로 약 70%의 적중률을 보인다. 한방 전문의도 아이의 체질을 진단할 때 부모의 체질을 참고한다. 그 외에 30% 정도는 평소 성격이나 기질, 체형 등 여러변수가 고려되고 체질전문의만이 판별할 수 있다.

체질과 유전

연구설계 : 부모-자식 173쌍 / 태양인 제외

소양인 ― 소양인
- 소양인 7 (83.3)
- 소음인 1 (16.7)

태음인 ― 태음인
- 태음인 29 (82.9)
- 소음인 6 (17.1)

소음인 ― 소음인
- 소음인 7 (87.5)
- 태음인 1 (12.5)

1. 부모의 체질이 같은 경우 : 자녀도 동일체질일 확률이 높다(평균 84.5%).
2. 태음인 : 소음인 자녀가 17% 정도인 것은 좀 더 복잡한 유전 법칙을 가질 수 있다.

태음인 ― 소음인
- 태음인 26 (65.0)
- 소음인 13 (32.5)
- 소양인 1 (2.5)

태음인 ― 소양인
- 태음인 36 (67.9)
- 소양인 15 (28.3)
- 소음인 2 (3.8)

소음인 ― 소양인
- 소양인 15 (48.4)
- 소음인 7 (22.6)
- 태음인 9 (29.0)

1. 부모 중 어느 한쪽이 자녀에게 체질을 유전하는 데 우월하게 작용하지 않는다(p>0.05).
2. 자녀 체질이 태음인 : 소음인 / 태음인 : 소양인 / 소양인 : 소음인 = 2 : 1 이므로, 태음인이 소음인 · 소양인에 대해 우성이고, 소양인이 소음인에 대해 우성일 가능성이 높다

이수현, 김종열. 부모-자식 간 사상체질 분포에 대한 임상 연구. 동의생리병리학회지 2004 ; 18(6) ; 1904-7

체질에 맞게 키우자

타고난 체질은 혈액형과 마찬가지로 완전히 다른 것으로 바꿀 수 있는 것이 아니다. 건강하게 생활하려면 타고난 체질에 맞춰 살면서 약한 부분을 보완할 수 있도록 환경을 조절하고 자신에 맞도록 섭생하여야 한다.

사상의학에 따르면 체질에 따라 먹어서 좋은 식품과 나쁜 식품이 있지만 한창 성장기에 있는 아이에게 특정 식품을 제한하는 것은 바람직하지 않다. 다만, 아이가 특정 질병에 자주 걸릴 때, 만약 그 질병의 원인이 특정 식품의 영향 때문이라면 원인식품을 제한하는 것이 좋다. 그때도 한방전문의와 상담해서 결정하는 것이 필수적이다.

태양인 아이

생활습관

자기 생각만 고집하지 않게 말로 차근차근 설명하고 이해를 구하는게 좋다. 부모보다는 전문가(선생님)의 말에 귀기울이는 편이므로 지나친 잔소리는 금물이다. 단체놀이나 게임으로 협동심을 길러준다. 좋아하는 것에 몰입하면 식사도 거를 정도이므로 부모가 함께 하면서 자연스럽게 제한한다. 이해되지 않는 일은 절대 중도에 포기하지 않으므로 충분히 이해시키고, 다른 사람을 먼저 인정하는 습관을 길러준다.

식생활

편식이 심하다. 먹으면 자꾸 토하고 가리는 음식이 많으므로 체질에 맞는 음식의 섭생이 필수적이다. 체질에 안 맞는 음식을 먹을 경우에는 비만, 변비, 하지무력, 구토 등을 일으킨다. 육식과 밀가루음식은 반드시 피한다.

이로운 음식

담백한 음식, 채소, 해물, 조개류, 문어, 홍합, 바나나, 앵두, 오렌지, 키위, 사과, 포도, 모과, 메밀 등

운동요법

상체가 발달하고 하체가 약하므로 하체를 튼튼히 하기 위해서는 등산, 걷기, 자전거타기, 축구, 농구 등이 좋다. 또 등이 발달되고 복부가 약한 체질이라 윗몸일으키기, 등배운동으로 복부근육을 단련시키면 좋다. 땀을 많이 내는 운동은 바람직하지 않고 기공, 무술, 검도 등 심신을 조절하는 운동이 좋다.

소양인 아이

생활습관

외면적인 것을 중시하는 경향이 강하므로 사치하기 쉽다. 물건 구입은 부모가 같이 계획성 있게 한다. 항상 서두르는 편이라 한번 더 생각하고 행동하도록 유도한다. 벌이기만 하고 마무리를 잘 못하는 편이므로 계획을 중간중간 점검해서 하나씩 마무리할 수 있게 돕는다.

음식

식사속도가 너무 빠르고 소나기밥을 먹으므로 혼자 먹지 않도록 하고 식사 중에 많은 대화를 나눈다. 한번에 10회 이상 씹는 습관을 들인다. 특히 위장질환이 많으므로 규칙적인 식생활과 매일 아침 배변보는 습관을 들이도록 한다.

이로운 음식

돼지고기, 딸기, 수박, 전복, 해삼, 굴, 복어, 팥, 배추, 오이, 녹두, 참기름, 상추 등

운동요법

운동을 인내심을 가지고 꾸준히 하지 못하므로 욕심을 내지 말고 꾸준히 운동시키는 게 좋다. 가슴이 발달하고 허리 · 엉덩이 · 하체가 약한 체형이므로 가슴부위는 스트레칭으로 단련시키고 허리 · 엉덩이 · 하체부위의 근육을 강화하는 운동이면 좋다.

태음인 아이

생활습관

음식이나 돈 등에 대한 욕심이 많아 비만해지기 쉽다. 자기조절능력을 키워주는 게 좋다. 게을러지기 쉽고 행동도 빠른 편이 아니므로 계획을 세워서 짜임새 있게 행동하게 하고 부지런한 생활습관을 들이도록 한다.

식생활

물만 먹어도 살찌는 체질인데다 변비, 소화불량, 피로 등이 반복되기 쉬우므로 식생활에 주의한다. 특히 저녁은 간단하게 먹이고 과식하지 않는게 좋다. 많이 먹어야 포만감을 느끼는 경향이 있는데, 항상 정량을 정해 그 이상을 먹지 않게 한다.

이로운 음식

소고기, 율무, 수수, 고구마, 호두, 밤, 밀가루, 무, 콩, 두부, 도라지, 자두, 우유, 은행 등

운동요법

몸 움직이기를 싫어하므로 반드시 땀나는 운동을 시킨다. 다양한 운동종목으로 지루해 하지 않게 유도한다. 하체가 발달하고 상체가 약하므로 수영, 조

깅, 테니스, 배드민턴, 골프, 야구, 배구 등이 좋다.

소음인 아이

생활습관

별일이 아닌데도 스스로 스트레스를 받는 타입이므로 자주 터놓고 대화할 기회를 만든다. 다른 사람과 함께 어울리는 습관을 들인다. 감정 표현능력을 길러 싫고 좋음을 분명히 하는 것도 스트레스 완화에 좋다.

식생활

밥 대신에 군것질에 의존하기 쉽고, 입이 짧아 편식이 심하므로 균형 있는 식단으로 편식을 예방한다. 그러나 찬음료, 밀가루음식은 피하는 것이 건강에 좋다.

이로운 음식

닭고기, 장어, 찹쌀, 조기, 멸치, 북어, 뱅어, 쏘가리, 꽁치, 다시마, 귤, 부추, 꿀 등

운동요법

무리해서 운동을 하면 오히려 피곤이 누적되어 건강을 해친다. 땀 흘리는 것은 삼가고 가벼운 운동을 자주 시키는 게 바람직하다. 엉덩이가 발달되고 가슴이 빈약한 체질이므로 허리, 엉덩이, 다리부위는 스트레칭을 하고 가슴근육은 강화시키는 운동을 한다.

허약한 상태를 미리 알려면

아이의 건강상태는 평소 아이의 대소변을 관찰하면서 체크하는 게 가장 효과적이다.

한방에서는 아이들이 잘 걸리는 소아과질환 중 호흡기질환 등 외부로부터의 감염질환은 소변의 이상을 통해 감지되는 게 보통이고, 소화기질환 등 내과계통의 이상은 대변의 이상을 통해 알 수 있다고 본다. 예를 들어 아이가 평소보다 소변을 자주 보거나 반대로 적게 보면 외부로부터의 감염질환인지를 의심해 볼 필요가 있다.

물론 소변의 양, 색깔, 냄새의 변화 등도 아이 건강의 신호등 역할을 한다. 그러기 위해서는 건강한 아이의 대소변습관과 유형이 어떠했는지 기억해 두는 것이 첫째 조건이다.

2. 병치레를 자주 하는 아이

질병에 대해 자생적인 저항력이 강해서 잔병치레를 하지 않는 아이로 키우는 것이 모든 부모의 바람일 것이다. 육아의 다양한 측면이 있겠지만 무엇을 어떻게 먹여야 아이가 튼튼하게 자랄까 하는 식이관리는 그중에서 중대한 부분을 차지한다.

음식물을 영양학적으로 접근하여 필수영양소나 칼로리계산을 일률적으로 제시하는 현대의 영양학과는 다르게 우리나라 전통의 한의학에서는 음식의 맛과 향기, 색과 모양에 근거해서 나름의 식이요법에 대해 풍부한 내용을 가지고 있다. 또 식적요통食積腰痛, 식적류상한食積類傷寒, 식적두통食積頭痛, 식궐食厥, 식적황달食積黃疸 등의 병명에서 볼 수 있듯이 요통, 감기, 두통, 의식상실, 황달 등 언뜻 보기에는 식생활과 관련이 없어 보이는 질환들까지도 잘못된 식이를 병의 주된 원인으로 보는 경우가 많다. 한의학적으로 볼때 면역력이 강한 아이로 키우기 위한 올바른 식이는 어떤 것일까?

무엇을 먹여야 할까

무리를 하면 당장 목감기에 걸리는 사람이 있고, 몸살기운이 있는 사람이 있는가 하면, 소화불량을 제일 먼저 호소하는 사람이 있는 것처럼 사람마다 약한 부위가 다르다. 일률적으로 특정 음식을 권하기 보다는 병약한 아이들을 약한 부위에 따라 몇 종류로 구분하여 각각의 약한 부위를 보완할 수 있는 음식을 먹이는 것이 질병에 대한 저항력을 길러주는 데 효과적이다.

호흡기가 약한 아이

소화나 배변, 수면에 별다른 문제가 없으면서 1년에 6회 이상 감기에 걸리는 아이들이 있다. 이런 아이들은 대개 피부가 하얗고 말랐으며 목이 가늘다는 외형적 특징을 가지고 있는 것이 보통인데, 찬바람을 조금만 쏘이거나 심지어 찬음식만 먹어도 기침을 하게 된다. 이런 아이들에게 평상시 도라지, 파, 오미자, 호두, 복숭아를 이용한 음식이나 차를 먹이는 것이 좋다. 도라지는 길경桔梗이라 하여 기운을 모아 폐로 옮기는 특성이 있고 호흡기 염증을 사그라지게 하며, 파는 총백葱白이라 하는데, 기운이 아래위로 원활하게 소통하는 것을 돕고 피부를 향하여 밖으로 발산하는 성질이 있어 폐의 기능을 돕는다. 오미자와 호두는 폐기를 거두어 들여 숨찬 것을 막아주며, 복숭아는 일체의 폐병에 사용할 수 있다. 이외에 삼림욕을 자주 시켜주거나 한의학적으로 볼 때 폐와 연관이 있는 피부를 건포마찰해 주는 것도 좋은 방법이다.

소화기가 약한 아이

돌이 지나도 계속 토하고 자주 배가 아프다고 하거나 적게 먹고 먹어도 소화를 잘 못시키는 경우, 또 배에서 꾸룩꾸룩 소리가 자주 나고 설사나 변비가 잦은 아이는 소화기능을 취약점으로 보아야 한다. 이런 아이들은 성장에 있어서도 대개 키보다 몸무게가 같은 연령인 아이들의 평균에 미달하는 경우가 많다. 이런 아이들은 소화기능을 도와주고 속을 따뜻하게 해줄 수 있는 음식을 생각해 볼 수 있겠다. 귤, 대추, 찹쌀, 엿기름, 아욱이 이런 경우에 도움이 된다. 귤은 비위의 기운을 도와서 소화기능을 촉진시킨다. 껍질은 귤피橘皮라 하여 음식을 잘 소화시키지 못하는 증상이 있을 때 사용되는 한약재이다. 단 섬유질의 하얀껍질은 완전히 제거하고 먹는 것이 좋다. 이것은 오히려 소화불량을 유발하기 때문이다. 대추는 비위脾胃의 기능을 보하고 중초中焦를 편안하게 한다. 단, 생대추는 과식할 경우 소화불량을 유발할 수 있다. 찹쌀은 나미糯米라 부르는데, 맛은 달며 멥쌀보다는 비위에 병이 있을 때 사용할 수 있다. 복통이나 설사가 있을 때 죽을 쑤어 먹으면 좋다. 엿기름은 맥아麥芽라고 하는데 음식을 잘 소화시킨다. 식혜를 만들어서 먹으면 좋다. 아욱은 규葵라 하며, 비위의 기운을 든든하게 하여 국을 끓여서 먹거나 절였다가 먹어도 좋다.

심기心氣가 약한 아이

잘 놀라는 것이 특징으로, 잠들기 전에 칭얼거리고 잠든 후에도 금방 잠에서 깨거나 나쁜 꿈을 자주 꾼다. 혹은 몽유증상을 보이기도 한다. 이런 아이들 증에는 소변이 붉거나 진한 경우가 많은데 심기가 허약한데다 심열이 있기 때문이다. 잘 놀라는 아이를 적응시키겠다고 해서 놀래키거나 무서운 상황에 계속 노출시키는 경우가 있는데, 이는 적응시키기보다는 신경을 더욱 쇠약하게 만들 수 있으므로 삼가야 한다. 이런 경우에는 연근, 씀바귀, 팥이 좋다. 연근은 심기를 도와주어 마음을 안정시키고 심기를 통하게 한다. 연자蓮子, 연장육蓮子肉이라 하여 씨와 뿌리를 모두 한약재로 사용한다. 씀바귀는 고채苦菜라는 이름으로 사용되어 왔는데 쓴맛으로 열을 내려주어 정신을 안정시킨다. 팥은 적소두赤小豆라고 하는데 붉은 빛깔로 벽사의 효능이 있다고 민간에서 믿어 왔는데, 실제 소변을 통해 심열을 제거하는 효능이 있다.

비뇨생식기가 약한 아이

비뇨기가 허약한 아이는 자주 소변을 보며 소변을 참지 못하는 경향이 있다. 그래서 소변을 가리는 시기가 다른 아이들에 비해 많이 늦는다든지 야뇨증이 있으며 아침에 일어나면 눈두덩이가 자주 붓기도 한다. 죽염, 밤, 검정콩, 해삼, 오골계가 좋다. 죽염은 소금에 대나무의 서늘하고 습을 없애는 효능이 더해진 것으로 평상시 조미할 때 죽염을 사용하면 좋다. 밤은 신장을 보하는 것으로, 『동의보감』에는 구워서 늘 먹으면 좋다고 했다. 검정색은 신腎과 연관되어 있는데 그래서인지 음식물 중 검은 빛을 띠는 것들 중에 신기를 보하는 것들이 많다. 검정콩, 해삼, 오골계가 여기에 해당된다.

어떻게 먹여야 하는가

어떤 의미에서 무엇을 먹느냐보다 더 중요한 문제이다. 우리가 먹는 음식들은 나름대로 다 제 역할을 가지고 있기 때문이다.

첫째, 적당량을 먹여야 한다. 『동의보감』에서 보면 내부장기에 병을 일으키는 원인으로 음식상(飮食傷)이라 하여, 음식을 원인으로 들고 있는데 지나친 배고픔이나 배부름 모두 병의 원인이 된다고 하고 있다. 현대적으로 보면 특히 과식을 주의해야 하는데 소화능력 이상으로 먹은 음식은 위장의 부담을 가중시키고 위장으로 혈액이 과다하게 몰리게 하여 컨디션을 저하시키고 외적 환경에 대한 적응력을 떨어뜨려 쉽게 병들게 할 수 있다.

둘째, 감정적으로 유쾌하고 평온한 상태에서 식사하여야 한다. 『동의보감・소아문小兒門』을 살펴보면 "우는 아이는 반드시 울음을 멈춘 후 젖을 먹여야 한다"는 구절과 울음이 멈추지 않고 감정적으로 진정되지 않은 상태에서 수유할 경우 발생할 수 있는 갖가지 질병을 열거하고 있다. 적게 먹는다고 윽박지르거나 배고픔이 아닌 다른 원인에 의해서 우는 아이에게 수유하는 것은 좋지 않다.

셋째, 하루중 먹여야 할 때와 먹이지 말아야 할 때를 구분해야 한다. 식사가 우리 몸의 생체리듬조절에 중요한 역할을 하고 있다는 것이 널리 알려져 있는데, 한의학에서는 하루 낮밤을 음양의 자라고 줄어드는 상대적 균형으로 파악하고 있다. 대강으로 낮은 양이 성하고 음이 약하며, 밤은 양이 약하고 음이 성한 상태라는 것이다. 인체는 소우주小宇宙이므로 이러한 천지간의 변화에 준해서 역시 변화하게 된다. 그래서 낮 동안에 우리 몸은 활동하고 밤 동안에 쉬는 것이다. 이러한 신체리듬이 어긋나는 경우에 병이 나게 된다. 음식물을 소화해 내는 것도 우리 몸의 활동에 속하게 되는데, 어두워진 다음(저녁식사 후)에 무엇을 먹는 것은 이러한 리듬을 깨뜨리게 된다. 이것은 마치 밤을 새는 것과 마찬가지로 쉬어야 할 때 우리 몸을 쉬지 못하게 하는 것이다.

만병의 근원인 감기를 예방할 수 있는 지압점

① 풍지風地

위치 : 목 뒤에 머리가 나는 부분으로 2개의 굵은 근육의 양 바깥쪽으로 약간 떨어져서 오목하게 들어간 부분

방법 : 환자의 머리를 뒤에서 감싸안듯이 하고 양손의 엄지손가락을 경혈점에 대고 주무르듯이 지압을 한다. 감기 등으로 인한 두경부 증상을 완화한다.

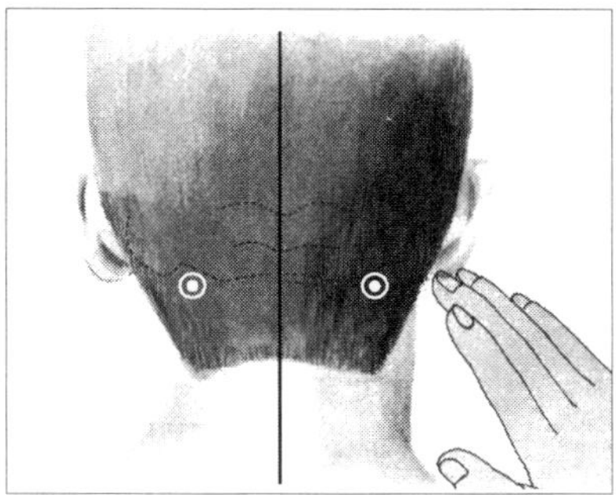

풍지

② 중부中府

위치 : 쇄골의 아래로 제2늑골의 바깥쪽과 어깨의 관절 사이에 오목하게 들어간 부분

방법 : 시술자는 바로 누워 있는 환자

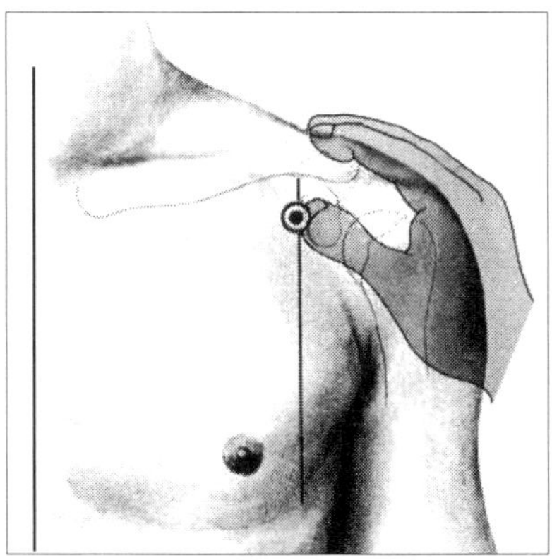

중부

의 쇄골 아래의 경혈점 위치에 양손의 엄지손가락을 대고 환자의 양쪽 어깨를 잡고서 힘을 가한다. 호흡기의 증상에 효과가 높은 경혈이다.

③ 풍문風門

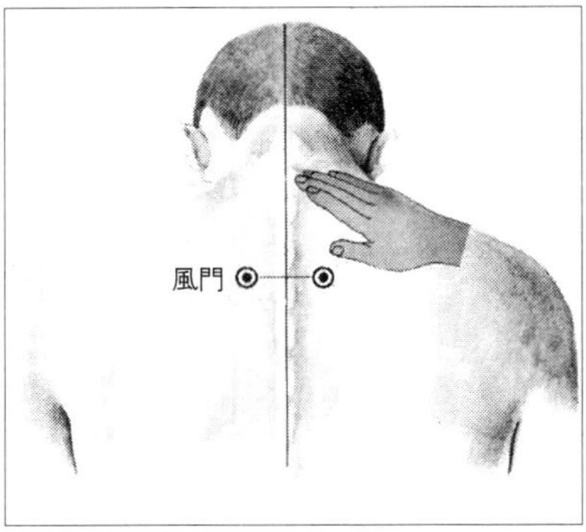

풍문

위치 : 좌우 어깨뼈의 안쪽으로 척추(제2흉추)를 사이에 둔 양쪽 부분

방법 : 시술자는 엎드려 있는 환자의 등에 양손을 대고 엄지손가락으로 좌우의 경혈을 동시에 누른다. 호흡기의 증상에 효과가 있다.

3. 체질밥상

아이를 튼튼하고 건강하게 그리고 똑똑하게 기르고 싶은 것은 모든 엄마의 공통된 소망일 것이다. 보약을 챙겨 먹이고 영양제를 주는 것보다 하루 세 끼 아이 체질에 맞는 밥상을 차려주는 것은 무엇보다도 중요한 일이다.

한방에서는 체질에 따라 유익한 음식이 구분되어 있다. 따라서 이것을 잘 응용하여 식단을 짜서 아이 밥상을 차려주는 것이 좋을 듯 싶다.

보통 성장기의 아이에게는 가리는 음식 없이 골고루 먹일 것을 권장한다. 그런 다음에 아이 체질에 이로운 식품을 이용한 체질밥상을 마련하는 것이 좋겠다.

태양인 아이

메밀묵무침

재료 : 메밀묵 75g, 대파 5g, 다진 마늘 1g, 고춧가루 3g, 참깨 0.5g, 후춧가루, 설탕, 참기름 약간

조리방법

1. 메밀묵은 먹기 좋은 크기로 썰어 놓는다.
2. 분량의 진간장에 다진 파, 마늘, 설탕, 후춧가루, 참깨, 참기름을 잘 넣고 양념장을 만든다.

3. 배식용기에 1을 담고 2를 곁들여서 내거나 끼얹어서 낸다.

낙지굴꼬치구이

재료 : 낙지 90g, 깐생굴 40g, 실파 30g, 느타리 버섯 30g, 고추장 5g, 설탕 3g, 다진 마늘 3g, 식용유 약간

조리방법

1. 낙지는 소금으로 문질러 씻은 후 끓는 물에 살짝 데쳐 먹기 좋은 크기로 썰어 놓는다.
2. 굴은 깨끗이 정리한 후 흐르는 물에 깨끗이 씻은 후 데쳐 놓는다.
3. 쪽파와 느타리는 먹기 좋은 크기로 썰어놓는다.
4. 꼬치에 낙지, 쪽파, 굴, 느타리 버섯을 번갈아가며 끼워 놓는다.
5. 고추장, 설탕, 다진 마늘을 넣어 양념장을 만든다.
6. 4에 양념고추장을 발라가며 살짝 구워낸다.

새우브로컬리볶음

재료 : 깐 새우 30g, 브로컬리 30g, 대파 10g, 진간장 5g, 식용유 3g, 녹말 5g, 설탕

조리방법

1. 브로컬리는 한입 크기로 자르고 대파는 1.5cm 정도 폭으로 큼직하게 썬다.
2. 분량의 물을 끓이다가 소량의 식용유와 소금을 넣고 브로컬리를 데쳐낸다.
3. 간장, 설탕을 넣고 골고루 섞어 양념을 만든다.
4. 기름을 두른 팬에 새우를 볶다가 익으면 브로컬리와 파를 넣어 익힌 다음, 준비한 양념을 넣어 버무리면서 볶는다.
5. 야채와 새우에 양념이 겉돌지 않도록 잘 섞은 후, 녹말물을 조금 넣어 섞는다.

잠깐 … 간장양념에 고추장과 두반장소스를 약간 섞으면 맛있는 고추장양념이 된다. 매콤한 맛을 원

한다면 고추장양념을 만들어 곁들인다.

홍합찜

재료 : 홍합살 80g, 미나리 20g, 콩나물 40g, 대파 3g, 마늘, 찹쌀가루, 참기름, 소금, 식용유

조리방법

1. 미나리는 깨끗이 씻어 4cm 크기로 잘라 놓는다.
2. 적당량의 물에 파, 마늘, 생강, 간장, 설탕을 넣고 끓인다.
3. 2에 홍합을 넣고 끓이다가 콩나물을 넣어 익힌다.
4. 찹쌀물을 개어놓고 마지막으로 미나리를 넣어 익히다가 참기름과 참깨를 뿌린다.

소양인 아이

녹두빈대떡

재료 : 깐 녹두 10g, 녹두가루 30g, 익힌 김치 40g, 고비 10g, 다진 돈육 15g, 숙주 15g, 식용유, 제염

조리방법

1. 김치는 잘게 다지고 녹두는 물에 불린 후 믹서에 곱게 간다.
2. 숙주와 고비는 삶아서 물기를 꼭 짠 후 짧게 썰어 놓는다.
3. 다진 돈육에 마늘, 소금, 후춧가루를 넣어 고루 양념하고, 각각의 나물에도 소금, 참기름으로 고루 양념한다.
4. 녹두 간 것에 2와 3의 재료를 넣은 후 소금으로 간을 맞춘다.
5. 팬에 기름을 두르고 뜨거워지면 반죽을 한 국자씩 떠넣어 둥글게 지져낸다.

잠깐… 녹두빈대떡은 약간 도톰한 것이 맛있으니 약간 익었을 무렵 반 국자의 반죽을 더 올려서 노릇하게 익히는 것이 좋다.

돼지불고기

재료 : 돼지고기 80g, 양파 40g, 대파 5g, 다진마늘 5g, 파인애플 50g, 진간장 10g, 생강, 후춧가루, 참기름, 물엿, 소주 약간

조리방법

1. 진간장에 파인애플과 양파를 갈아서 넣은 후 생강, 후춧가루, 마늘을 넣어서 양념장을 만든 후, 돼지불고기를 잰다.
2. 후라이팬을 달군 후 양념한 불고기를 볶는다.
3. 불을 끈 후 대파를 넣어 완성한다.

가자미양념구이

재료 : 가자미 120g, 식용유 5g, 소금, 후춧가루, 진간장, 쪽파, 다진 마늘, 참기름, 참깨

조리방법

1. 가자미는 깨끗이 손질하여 물기를 뺀 후 소금과 후춧가루로 밑간을 해둔다.
2. 그릴이 달궈지면 가자미를 올려 굽다가 양념장을 발라가며 완성한다.

가지돈육볶음

재료 : 가지 80g, 다진 돈육 20g, 건고추 3g, 대파 5g, 마늘, 생강, 진간장, 식용유

조리방법

1. 가지는 씻어 동글동글하게 썰고, 건고추는 깨끗이 씻어 둥글게 썬다.
2. 팬에 기름을 두르고 건고추를 볶다가 매운맛이 배면 고추는 건져내고 다진 마늘과 생강을 볶는다.
3. 2에 다진 돈육을 넣고 완전히 익을 때까지 볶다가 가지를 넣고 센불에서 볶아낸다.
4. 거의 다 익으면 분량의 간장, 설탕을 넣고 후춧가루로 향을 낸다.

5. 제공하기 직전에 파를 얹어낸다.

태음인 아이

고구마요플레샐러드

자료 : 고구마 40g, 사과 30g, 마요네즈 15g, 요플레 40g, 건포도, 설탕, 머스타드소스, 소금 약간

조리방법

1. 고구마를 쪄내어 한입 크기로 썬다.
2. 사과를 깨끗이 씻은 후 먹기 좋은 크기로 자른다.
3. 요플레에 마요네즈를 넣고 건포도와 설탕, 머스타드소스, 설탕, 소금을 넣고 준비한 재료와 함께 버무린다.

잠깐… 수분이 쉽게 빠져나오므로 먹기 직전에 버무리는 것이 중요하다.

불고기

재료 : 쇠고기 100g, 양파 60g, 대파 10g, 다진마늘 3g, 파인애플 50g, 진간장 10g , 생강, 후춧가루, 참기름, 물엿, 소주 약간

조리방법

1. 양파는 0.3cm로 썰고 쇠고기는 미리 양념장에 재어 둔다.
2. 솥에 식용유를 두르고 쇠고기를 볶는다.
3. 대파와 참기름은 거의 익었을 무렵 넣어서 익혀낸다.

호박양송이볶음

재료 : 양송이버섯 50g, 애호박 50g, 소금 약간, 식용유, 깨소금

조리방법

1. 애호박은 깨끗이 씻은 후 반달모양으로 썬다.

2. 양송이는 손질하여 제모양 혹은 반달모양으로 썬다.

3. 후라이팬이 달궈지면 살짝 볶은 후 소금으로 간을 하고 내기 전에 깨소금을 뿌린다.

잠깐… 어린이들 반찬으로 만들 때는 식용유와 버터를 섞어서 볶으면 영양가와 향이 뛰어나다.

소음인 아이

동태포전

재료 : 동태포 60g, 계란 20g, 밀가루 10g, 소금, 순후추, 식용유

조리방법

1. 동태포에 소금과 후춧가루를 뿌려둔다.
2. 계란은 잘 풀어놓고, 밀가루를 체에 받쳐 고른다.
3. 1을 밀가루에 굴려 골고루 묻힌다.
4. 후라이팬에 기름을 두른 후 3을 풀어놓은 계란에 넣었다가 부쳐낸다.

잠깐… 팬의 온도가 너무 높지 않도록 서서히 익혀낸다.

닭고기감자조림

재료 : 토막낸 닭 120g, 감자 40g, 당근 20g, 진간장 10g, 물엿, 소주, 생강, 설탕 약간

조리방법

1. 토막낸 닭은 깨끗한 물에 씻어 건져 물기를 뺀다.
2. 진간장에 마늘, 설탕, 물엿, 소주, 생강을 혼합하여 양념장을 만든다.
3. 냄비에 식용유를 두르고 닭을 볶다가 감자와 당근을 넣어 익힌다.
4. 3에 2의 양념장을 넣고 약한 불에서 조려낸다.

잠깐… 재료를 일단 넣고 표면을 익힌 후 졸여야 영양손실도 적고 맛도 좋다.

삼계탕

재료 : 영계 한 마리, 찹쌀 25g, 깐 마늘 10g, 수삼 5g, 건대추 5g, 순후추

조리방법

1. 영계는 배를 가르지 말고 항문 쪽을 약간 자른 다음 내장을 빼고 깨끗이 손질한다.
2. 불린 찹쌀은 물기를 뺀다.
3. 닭 속에 불린 찹쌀, 대추, 인삼, 마늘을 넣고 다리를 꼬아서 벌어지지 않게 한다.
4. 솥에 물을 붓고 끓기 시작하면 준비된 닭을 넣고 오랫동안 충분히 익힌다.
5. 다 끓인 삼계탕을 탕기에 담고 썬 파, 소금, 후추를 곁들여서 낸다.

잠깐… 닭의 잡냄새를 없애기 위해서는 국물에 양파나 셀러리를 넣고 끓이면 된다.

냉이나물무침

재료 : 냉이 100g, 된장 5g, 대파 3g, 다진 마늘, 참기름, 참깨 약간

조리방법

1. 냉이는 흙은 잘 고르고 다듬어 씻은 후 살짝 데쳐 물기 없이 짠다.
2. 된장에 다진 마늘, 참기름, 대파를 넣어 무침장을 만든다.
3. 1을 2로 버무려 무친 다음 참깨를 고루 뿌려 낸다.

잠깐… 냉이는 뿌리에 붙어 있는 지저분한 것들을 잘 긁어낸 후, 끓는 물에 소금을 조금 넣고 뿌리부터 삶아야 색이 선명하다.

4. 여름철 소아건강

여름은 사계절 중 신진대사가 가장 왕성하게 일어나는 때이므로, 그에 따른 영양공급을 충분히 해주어야 건강하게 여름을 보낼 수 있다.

삼복더위에는 체온이 올라가는 것을 막기 위해 피부 주위에 다른 계절보다 20-30% 많은 혈액이 모인다. 그래서 위장과 근육의 혈액 순환이 쉽지 않다. 그렇게 되면 식욕이 떨어지고 만성피로 등, 이른바 여름을 타는 증세가 나타난다. 땀을 많이 흘리고 나면 기운이 빠지고 속이 냉하여 입맛을 잃기도 쉽다.

우리 아이의 건강한 여름나기를 위해 다음과 같이 부모가 반드시 챙겨야 할 사항이 있다.

1. 쾌적한 생활환경을 만든다

실내온도

냉방온도는 바깥과 실내온도 차이가 5℃를 넘지 않도록 해야 한다. 되도록 냉방을 직접 닿지 않게 하며, 1시간에 한 번 정도는 창문을 열어 환기를 시켜주는 것이 좋다.

미지근한 물로 샤워를 해주는 것이 좋다

땀을 낸 후에 덥다고 찬물로 샤워를 하면 급격한 체온하강으로 인해 감기에 걸리기 쉽다. 비록 더운 날씨라도 미근지근한 물로 샤워를 하면 땀과 함께 배출된 노폐물이 깨끗이 씻겨지고 체온도 서서히 내려가 무리가 없게 된다.

찬물을 피하자

갈증이 나면 시원한 것을 찾게 된다. 보통 체온이 상승하면 혈액이 피부에 몰리게 되어 내장은 허혈증상이 나타나 탈이 나기 쉬운 상태가 된다. 여기에 찬 음료수를 많이 마시면 장운동에 영향을 주어 설사하기 쉽게 된다. 따라서 미지근한 물을 자주 마시게 하여 탈수가 되지 않도록 하여야 한다.

일광소독

땀이 많은 아이의 이불은 눅눅하기 때문에 세균이 번식하기 좋다. 또한 호흡기에 알레르기가 있는 아이는 자주 이부자리를 일광소독해 주면 잦은 기침과 가래가 훨씬 줄어든다.

1시간 미만으로 낮잠을 재우자

아이들은 졸리면 더욱 보채고 짜증을 내는 경우가 많다. 더욱이 밤에 열대야현상으로 잠을 설치면 낮에라도 잠깐 재우는 것이 여름건강에 좋다. 특히 활동이 많은 아이의 낮잠은 보양식과 같다. 지칠줄 모르고 활동하는 아이에게 낮잠을 자도록하여 체력비축하는 것은 중요하다.

아이 배는 차다

보통 아이들은 덥지 않아도 잘 때에도 땀이 나는 경우가 많다. 이것은 아이에게 흔한 증상이다. 이렇게 아이들은 땀이 많은데 그럴수록 배는 더욱 차갑기 마련이다. 그리하여 잘 때는 반드시 배를 덮어주어서 보온을 해주고, 장이 잘 운동할 수 있도록 마사지나 따뜻한 성질을 가진 음식을 자주 해 주는 것이 좋다.

2. 체질별 아이 여름나기

태양인 아이의 건강한 여름나기

조금이라도 열이 있으면 잘 토하며, 소화가 되지 않고 편식도 심하다. 체질에 맞지 않는 음식을 먹으면 비만이나 변비에 걸리기 쉬우므로 체질에 맞는 음식을 가려 먹도록 하는 것이 중요하다. 특히 육류와 밀가루, 무 등은 몸에 맞지 않으므로 피해야 한다

주로 담백한 음식이 좋다. 태양인에게 있어 소변은 건강의 척도로 양이 많고, 자주 보는 것이 여름을 건강하게 나고 있다는 증거이다. 따라서 설탕물이나 곶감물 등 단 것을 자주 마시게 하여 소변이 농축되지 않게 해준다.

메밀국수 : 국물이 시원한 메밀국수는 입맛이 떨어졌을 때 먹을 수 있는 음식으로 태양인 아이에게 적합하다.

푸른 야채샐러드 : 태양인에게 가장 잘 맞는 음식은 푸른 야채이다. 입맛이 없을 때는 각종 푸른 야채로 샐러드를 해 준다.

포도주스 : 포도는 땀으로 흘린 영양분을 보충해 줄 수 있는 좋은 과일이다. 약재로 감잎차가 좋지만 아이들이 먹기에는 쓴맛이 든다.

소양인 아이의 건강한 여름나기

소화기가 튼튼한 체질이라 소화도 잘 시키고 식욕도 왕성하지만 식사속도가 너무 빠르기 때문에 쉽게 체하거나 배탈을 일으킬 수 있다. 식사중 많은 대화를 나누며 천천히 먹는 습관을 들이도록 한다. 몸에 열이 많으므로 삼계탕, 닭죽과 같은 보양음식이 도리어 화가 될 수 있다.

여름과일 : 수박, 오이, 참외 등 여름과일이 소양인에게 잘 맞으므로 간식거리로 준비해 준다.

구기자차 : 구기자는 소양인 아이에게 잘 맞는 약재로 가정에서는 차로 끓여서 냉장고에 보관해 두고 마신다.

태음인 아이의 건강한 여름나기

물만 먹어도 쉽게 살이 찌는 체질인데다 변비, 소화불량 등이 반복되므로 식생활에 신경을 많이 써야 한다. 여름철 청량음료나 아이스크림으로 인해 살이 찌기 쉽다. 쇠고기와 같이 고단백식품이 잘 맞으며 기름기 있는 음식은 삼가도록 한다. 저녁은 간단히 먹고, 과식하지 않는 것이 좋다. 포만감을 쉽게 느끼지 못해 많이 먹으려는 경향이 있으므로 적당량을 정해 놓도록 한다.

콩국수 : 밭에서 나는 쇠고기라 불리는 콩은 태음인 아이의 영양보충을 하는 데 효과적이다.

우유 : 태음인 아이에게 잘 맞는 것은 콩으로 만든 우유나 두유를 음료로 택하도록 하자.

오미자 화채 : 새콤달콤한 맛의 오미자는 태음인 아이에게 잘 맞는 약재이다. 오미자로 만든 화채는 더위를 씻어주는 맛있는 간식거리가 될 수 있다.

율무차 : 한방약재 중에서 태음인에게 좋은 약재 중 하나로 아이의 호흡기질환을 예방하는 데 효과적이다.

소음인 아이의 건강한 여름나기

밥 대신 군것질에 의존하기 쉬운데다 입이 짧고 편식이 심하다. 약한 소화기능으로 인해 설사를 하고 땀을 많이 흘리며 기운이 빠지니 소음인에게 여름나기란 쉽지 않다. 한여름에도 너무 차가운 물보다, 미지근한 물 또는 소금물을 적당히 먹이는 것이 좋다. 기운이 없어 하는 아이는 여름철 보양식을 자주 먹이는 것이 좋다.

닭죽 : 따뜻한 성질의 닭은 소음인 아이들의 소화기능을 북돋워 줄 수 있다.

찹쌀경단 : 멥쌀보다 따뜻한 성질을 가진 찹쌀로 만든 음식이 소음인 아이들에게 더 잘 맞는다.

카레 : 입맛이 없을 때는 카레로 입맛을 돋우어 주는 것도 바람직하다.

5. 체질에 따른 아이의 성장

키에 대한 일반적 인식

아이의 성장에 영향을 미치는 요소들은 다양하다. 대개 자식이 부모의 키를 닮는다고 생각하지만 그에 대한 연구 보고에 의하면 부모의 키는 30% 정도 자녀의 키에 영향을 미치며 나머지 70% 정도는 환경적인 요인들에 영향을 받는다고 한다. 그 구체적인 환경요인들을 살펴보면 영양, 운동, 수면, 스트레스 등이다. 이러한 환경조건들을 자라는 시기에 어떻게 관리하느냐에 따라 어른이 되었을 때의 키가 달라지게 된다.

일란성 쌍둥이를 대상으로 한, 한 보고서에서는 서로 다른 환경에서 자란 쌍생아가 어른이 된 후 약 15cm 정도의 키 차이가 났다고 보고하였다. 이것은 비록 유전인자가 같을지라도 자랄 때의 영양, 운동, 스트레스, 수면 등의 조건에 의해 실제 자라는 키가 완전히 다르게 자란다는 것을 명확히 보여주는 좋은 증거이다.

따라서 큰 키를 원하는 사람들은 성장하는 시기에 균형된 영양공급과 맞춤운동, 긍정적 사고로 스트레스를 관리하면서, 충분한 수면으로 피로가 쌓이지 않도록 하여 성장 유전자가 충분히 활성화될 수 있도록 해야 한다.

정상적인 소아의 성장 패턴

출생 후 성장은 성장속도에 따라 4시기로 나눌 수 있으며 두 차례의 급성장기가 나타나게 된다.

- 태아기 ~ 2세 : 제1발육 급증기
- 2세 ~ 사춘기 : 서서히 성장하는 시기
- 사춘기 ~ 15, 16세 : 제2발육 급진기
- 성숙기 : 성장속도가 감소하는 시기

저신장

정상적인 성장은 신체가 건강해야 가능하다. 따라서 키와 체중은 소아의 건강상태를 판정하는데 필수적이다. 저신장이란 같은 연령 및 성별에 따른 표준치에서 -2.0 SD(표준편차) 이하이거나 혹은 3백분위수 이하인 경우로 정의한다. 즉 같은 성별, 같은 또래의 아이들 100명 중에서 3번째 이내로 키가 작은 경우를 말한다. 키가 작다는 주된 증상(주소)으로 병원에 오는 대부분의 소아는 실제로 정상적인 범위에 드는 아이들이 많다.

저신장의 원인

성장은 유전적 인자 및 환경적 인자 등 여러 가지 요인이 복합적으로 작용하여 결정된다.

내적인 결함으로 발생하는 저신장을 1차성 성장장애, 외부 환경인자에 의한 저신장을 2차성 성장장애라고 분류한다. 저신장을 주된 증상(주소)으로 내원하는 소아 중 가장 많은 원인은 정상적 변형(normal variant fo short stautre)에 속하는 가족성 왜소증과 체질성 성장지연이다.

① 가족성 저신장증

항상 신장은 낮은 백분위수에 있으며, 연 성장속도는 5cm 이상되며, 부모 신장에 비하면 정상범위의 최종 성인신장에 도달한다. 사춘기 시작 연령은 정상인과 같고 골연령 측정 시 정상범위 내에 있다.

② 체질성 성장지연

체질적으로 성장이 늦게 나타나는 것으로 성장지연 및 사춘기 발현지연이 있다. 골연령은 나이에 비해 2-3년 정도 지연되어 있으며, 사춘기 발달도 여자나 남자 모두 2-3년 정도 지연된다. 부모나 친척 중 성장 및 사춘기 지연이 있는 가족력이 있다. 현재의 키는 작지만 성장이 늦게까지 지속되어 최종적인 신장은 정상범위에 도달한다.

저신장증 진단을 위한 검사 및 치료

현재 양방에서는 혈액검사, 염색체검사, 갑상선기능검사, 소변검사, 방사선검사(골연령측정)를 시행하고, 필요하면 성장호르몬 유발검사를 실시하여 저신장증의 원인에 따라 치료에 임한다. 그러나 만성 질환이 있는 경우 원래 질환을 치료해야 한다. 성장호르몬 주사는 성장호르몬 결핍증, 터너증후군, 만성 신부전증에서 사용되고 있다.

자녀의 키 예측공식

- 아들의 키 = (어머니 키 + 13cm + 아버지 키) / 2
- 딸의 키 = (어머니 키 - 13cm + 아버지 키) / 2

(실제 키 : 예측 키±10cm)

7. 성장에 대한 체질의학적 관점

타고난 체질은 혈액형과 마찬가지로 완전히 달라서 바꿀 수 있는 것이 아니다. 건강하게 생활하려면 타고난 체질에 맞춰 살면서 약한 부분을 보완할 수 있도록 환경을 조절하고 자신에 맞도록 섭생하여야 한다.

사상의학적 관점에서 체질에 따라 좋고 나쁜 식품이 있지만 성장기 어린아이에게 특정 식품을 제한하는 것은 바람직하지 않다. 다만, 아이가 특정 질병에 자주 걸릴 때, 만약 그 질병의 원인이 특정 식품의 영향 때문이라면 원인 식품을 제한하는 것이 좋다. 이러한 경우에는 반드시 전문의와 상담해 체질진단을 받은 후 결정하는 것이 필수적이다.

우리 아이의 성장 패턴을 분석하자

보통 초등학교의 경우, 매년 봄에 정기적인 신체검사를 하기 때문에 생활기록부의 신체발달상황을 참고하면 우리 아이의 성장 패턴을 분석하는 데 도움이 된다.

단 한 번의 키 계측치로는 과거의 성장속도를 반영할 뿐이지만 최소한 6개월 간격으로 두 번 계측해서 산출한 성장속도 는 현재의 성장동태를 더 잘 반영한다. 이에 부모는 먼저 정상적인 성장 패턴을 이해하고, 정기적으로 자녀의 성장속도를 체크해나가는 것이 중요하다.

저신장의 원인은 다양하기 때문에 자녀의 키가 작다고 의심되면 1년에 한두 번씩 전문의를 찾아 저신장인지의 여부를 살펴보는 것이 좋다.

또래 어린이 100명 중 3번째 이내로 키가 작거나 1년에 키가 5cm 이내로 자라는 어린이는 반드시 전문의와 상담하여 정확한 검사를 받아보는 것이 좋다.

성장의 문제점을 체크하자

요즈음 아이들은 무척 바쁘다. 학교수업 후에 아이들은 또 그만큼의 시간을 학원 및 스포츠센터 등에서 공부를 보충한다. 그러다 보면 자연히 식사시간이 불규칙하여 잦은 소화불량 등의 흡수장애를 나타내고, 무분별한 인스턴트 식품의 섭취 등 균형 있는 영양식을 섭취하지 못하게 된다.

그리고 운동부족과 더불어 수면부족 등으로 만성적인 피로현상이 어린 아이에게 나타난다.

또한 이러한 아이들은 병에 대한 저항력이 약하므로 자주 감기에 걸리며 잘 낫지 않아 만성적인 질환을 가지고 있는 경우도 많다.

보통 부모들은 우리 아이의 키에만 관심이 많다. 그러나 아이의 생활환경(식생활, 운동, 수면, 질병 등)이 성장을 억압하고 있는지 반드시 꼼꼼하게 점검하여 충분한 성장이 이루어지도록 유도하는 것이 치료보다 선행되어야 한다.

평소증상(素症)은 체질과 성장에 영향을 준다

우리 아이들을 자세히 진찰하다 보면 체질별로 소증(素症)이 있다. 흔히 잘 체하는 아이, 목감기에 잘 걸리는 아이, 변비가 잘 생기는 아이 등 특별한 현상이 큰 병 없이도 평소에 자주 나타난다. 이것이 소증이다. 이러한 소증은 체질과 아주 밀접한 상관성이 있다.

소증의 원인은 체질별 취약한 장기에서 출발한다. 즉, 체질에 따라 안으로 장기기능의 대소가 다르므로 취약점이 다르고 겉으로 나타나는 소증도 다르게 된다. 이러한 내외적 상태불균형이 성장장애의 근본적인 원인이 된다고 본다. 이것은 부모에게서 받은 유전적 요인과 아이가 과거 및 현재에 처한 환경과 밀접한 관련이 있는데, 특히 성장장애가 있는 아이들은 이것을 반드시 조정해 줘야 한다. 한방에서는 이것이 성장치료의 핵심요소 중의 하나로 본다.

태양인 아이

태양인은 폐대간소肺大肝小한 체질로 폐기능(호산지기 : 대사방향이 밖으로 뿜어내는 작용)이 과다하고, 간기능(흡취지기 : 대사방향이 안으로 모이는 작용)이 부족하다. 따라서 이것으로 인하여 평소증상이 나타나는데, 이것을 해결하는 것이 곧 제반 증상 및 질병을 치료하는 핵심이 된다.

평소 증상

불면이 있는 아이 : 좋아하는 것에 몰입하면 식사도 거를 정도이므로 부모가 함께 하면서 자연스럽게 제한해 준다. 아이의 주변 일에 대하여 충분한 이해가 필요하며 그렇지 못하면 전전긍긍하고 잠을 못 자는 현상이 나타난다.

까다로운 식습관을 가진 아이 : 가리는 음식이 많고, 한식 즉 밥 이외에는 다른 음식은 싫어한다.

구토가 잦은 아이 : 먹으면 자꾸 음식이 역류되거나 토한다. 신경을 많이 쓰거나 음식이 맞지 않으면 특히 심하게 나타난다. 이렇게 음식을 가리므로 염소똥처럼 몽글몽글한 대변을 4-5일 만에 보기도 하며, 입안에 거품침이 많기도 하다.

하지가 무력한 아이 : 허리에 이상이 없음에도 불구하고 하체가 무력한 증상이 있다. 하체의 근육량 감소를 동반하지도 않았는데 야간에 종아리에서 쥐가 잘 나기도 한다.

성장을 위한 체질개선

태양인 아이의 치료대강은 간장肝臟의 기운을 보補하고, 내장을 견고하게 하여야 한다. 흔히 사용하는 약제는 오가피, 미후도, 모과, 솔잎, 포도근, 송절 등이 있다. 태양인 아이는 체질에 따른 음식으로 조절하는 것이 좋은데 담백한 음식, 채소류, 해물류 등을 위주로 식사를 하며, 인스턴트식품, 밀가루음식, 육류, 유제품 등은 제한하도록 한다.

집에서 먹일 수 있는 한약

오가피 12g, 모과 8g, 송절 8g을 유리그릇이나 옹기에 담고 물 400ml 가량을 부은 후 30분 정도 약재를 담궈 불린다. 센불에 올려서 3-5분 정도 끓인 후 물이 끓기 시작하면 불을 제일 약하게 줄여서 약 1시간 정도 달인 후 150ml 가량이 되면 한 번에 50ml씩 하루 세 번에 나누어 복용한다.

소양인 아이

소양인은 비대신소(脾大腎小)한 체질로 비기능(양난지기 : 대사방향이 위로 상승하는 작용)이 과다하고, 신기능(음청지기 : 대사방향이 아래로 하강하는 작용)이 부족하다. 이것으로 인하여 평소증상이 나타나는데, 이것을 해결하는 것이 곧 제반증상 및 질병을 치료하는 핵심이 된다.

평소 증상

변비가 있는 아이 : 변비가 없다가 생긴 아이는 처음에는 가슴이 답답하고 쉽게 더위를 타고, 짜증을 잘 낸다. 오래 된 아이는 입안에서 구취가 나며, 얼굴이 검어지고, 잘 먹지 않는 것이 보통이다.

주위가 산만하고 잘 잊는 아이 : 한 곳에 오래 있지 못하고, 주위가 산만하여 집중력이 떨어지는 경우가 많다.

설사가 잦은 아이 : 배가 차면서 설사를 자주 하지만 손발이 차지는 않으며, 갈증이 있어 찬물을 잘 마신다. 소변은 농축되어 나오는 경우가 많다.

성장을 위한 체질개선

소양인 아이의 치료대강은 신장腎臟의 기운을 보補하고, 대사방향을 아래로 하강하도록 조절해야 한다. 흔히 사용하는 약제는 숙지황, 산수유, 복령, 목단피 등이 있다.

집에서 먹일 수 있는 한약

숙지황 16g, 구기자, 산수유 각 8g, 택사・백복령 각 4g을 유리그릇이나 옹기에 담고 물 400ml 가량을 부은 후 30분 정도 약재를 담가 불린다. 센불에 올려서 3-5분 정도 끓인 후 물이 끓기 시작하면 불을 제일 약하게 줄여서 약 1시간 정도 달인 후 150ml 가량이 되면 한 번에 50ml씩 하루 세 번에 나누어 복용한다.

태음인 아이

태음인은 간대폐소肝大肺小한 체질로 간기능(흡취지기 : 대사방향이 안으로 모아지는 작용)이 과다하고, 폐기능(호산지기 : 대사방향이 밖으로 뿜어내는 작용)이 부족하다. 따라서 이것으로 인하여 평소증상이 나타나는데, 이것을 해결하는 것이 곧 제반 증상 및 질병을 치료하는 핵심이 된다.

평소 증상

비만하기 쉬운 아이 : 게을러서 운동량이 적고, 식탐이 있어 과식하므로 체중이 과다하기 쉽다.

먹으면 화장실에 가는 아이 : 위에는 이상이 없어 잘 먹으나 장이 취약하여 잦은 배변을 하는 경우가 많다.

땀이 많은 아이 : 조금만 움직여도 땀이 나고, 더위를 많이 탄다. 갈증이 잘 나는 편으로, 찬물을 먹으면 곧 화장실에 가게 되고 많은 양의 소변을 자

주 보는 경우가 많다.

성장을 위한 체질개선

태음인 아이의 치료대강은 폐장肺臟의 기운을 보補하고, 대사방향을 밖으로 뿜어내도록 조절해야 한다. 흔히 사용하는 약제는 마황, 율무, 산약, 천문동, 갈근, 녹용 등이 있다.

집에서 먹일 수 있는 한약

녹각 8g, 맥문동 8g, 길경 8g, 의이인 8g을 유리그릇이나 옹기에 담고 물 400ml 정도를 부은 후 30분 정도 약재를 담궈 불린다. 센불에 올려서 3-5분 정도 끓인 후 물이 끓기 시작하면 불을 제일 약하게 줄여서 약 1시간 정도 달인 후 150ml 가량이 되면 한 번에 50ml씩 하루 세 번에 나누어 복용한다.

소음인 아이

소음인은 신대비소腎大脾小한 체질로 신기능(음청지기 : 대사방향이 아래로 하강하는 작용)이 과다하고, 비기능(양난지기 : 대사방향이 위로 상승하는 작용)이 부족하다. 따라서 이것으로 인하여 평소증상이 나타나는데, 이것을 해결하는 것이 곧 제반 증상 및 질병을 치료하는 핵심이 된다.

평소 증상

잘 체하는 아이 : 적량보다 조금만 많이 먹어도 체하여 두통, 소화불량, 설사 등의 증상을 호소한다.

손발이 찬 아이 : 보통은 소화가 안 되므로 손발이 차게 된다. 손발 찬 아이는 헛배가 부르거나 뱃속에서 꼬르륵 물소리도 자주 난다.

손발에 땀이 많은 아이 : 목 주위에 식은땀이 잘 나거나 손발에 땀이 많으면서 소화가 잘 안 되는 아이이다. 땀이 나서 끈적끈적하고 상쾌하지 않다.

아침에 일어나기 힘든 아이 : 보통 잠을 자면 피로가 풀리기 마련이다. 그러나 이러한 아이는 유난히 아침에 일어나기 힘들어서 주말이면 아침도 먹지 않고 자는 경우가 많다.

성장을 위한 체질개선

소음인 아이의 치료대강은 비장脾臟의 기운을 보補하고, 대사방향을 위로 상승하도록 조절해야 한다. 흔히 사용하는 약제는 인삼, 백출, 계피, 황기 등이 있다.

집에서 먹일 수 있는 한약

인삼 4g, 백출 4g, 백작약 4g, 감초(炙) 4g을 유리그릇이나 옹기에 담고 물 400ml 가량을 부은 후 30분 정도 약재를 담궈 불린다. 센불에 올려서 3-5분 정도 끓인 후 물이 끓기 시작하면 불을 제일 약하게 줄여서 약 1시간 정도 달인 후 150ml 가량 되면 50ml씩 하루 세 번에 나누어 복용한다.

부록 1

자가 체질진단법

- 자신에 가장 가까운 항목을 선택하십시오.
- 정확한 체질진단은 반드시 한방병원 및 한의원에서 사상체질과 전문의와 상의하시기 바랍니다.

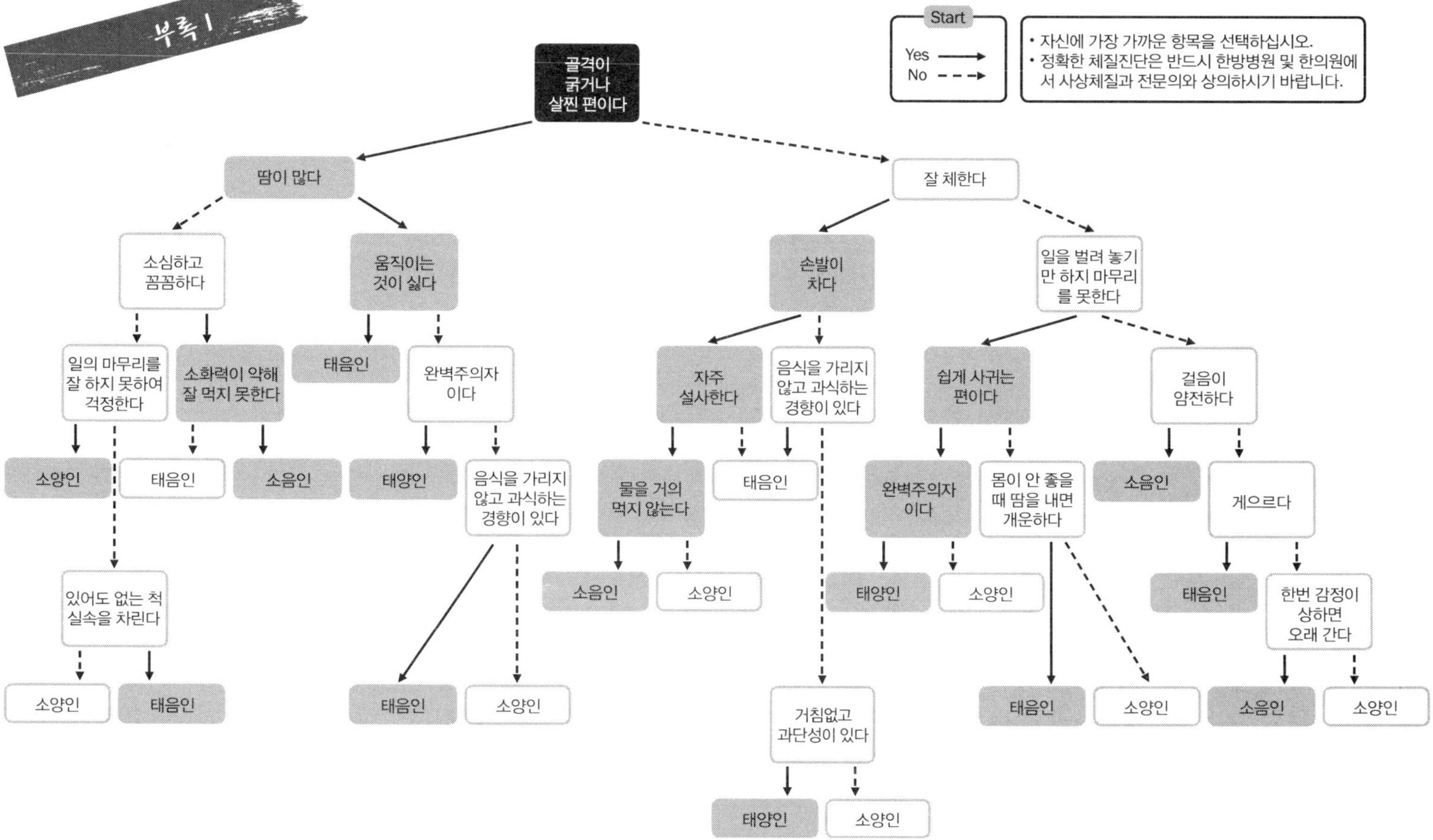

부록 2

사상인의 운동요법 적용에 관한 연구

ABSTRACT

Sasang Constitutional Medicine(SCM) is based on the theory of Sasang(Taeyang, Soyang, Taeum, Soeum) in Traditional Korean Medicine(TKM). It hypothesised that all of the things in the material worlds can be divided into four cartegories on SCM.

We're supposed to make a new attempt to combine nutritive components, patterns in physical activities with SCM. At first, we divided hypotheically the nutrients into 4 compartments according to SCM theory, and human body composition did too. These factors could be basically related to Sasangin Exercise Treatment(SET). Therefore we had sasangin theory be applied on exercise prescription. As a research method we hypothesised that human being can be distinguished by mind and body. Mind was focused on exercise psychological aspects, and body also handled by nutrients, body compositions, body shapes, and exercise physiological aspects. For application of Sasang theory to the exercise prescriptions taeumin as a sample Sasangin was selected in this study.

We concluded that in perspective of general traits taeumins have to reduce the carbohydrate intake volume, but increase to intake vitamins, minerals, and water much more in daily diets. They are also recommended that exercises can be increase cardiorespiratory function and made them sweat by long exercise like a endurence running, mountain climbing, swimming, cycling, etc.

Key Words : Sasangin, Exercise, Nutrition, Sasangin Exercise Treatment(SET)

1. 서론

사람은 누구나 건강한 삶을 영위하길 원하며, 이는 인류가 가지고 있는 영원한 연구 주제일 것이다. 이러한 건강한 인간의 삶의 질을 유지하거나 또는 증진시키기 위하여 건강관련 각 분야에서 현재 다양한 연구들이 수행되고 있다. 이는 최근 기존의 서양의학적 인간 건강관리 및 치료의 시각이 좀 더 총괄적인 시각Holistic Aspects으로 전환됨에 따라, 대체의학對替醫學에 대한 관심과 연구가 급증하고 있는 현상으로 확인할 수 있다.

우리나라 고유의 사상의학四象醫學에서는 이것을 양생법攝生法이라 하여 침구치료 이외에도 적극적으로 교육하고 있으며, 연구와 임상진료에도 적용하고 있다. 양생법의 종류에는 음식을 조절하는 체질식사요법, 타고난 기질과 성품 등을 조절하는 체질성정조절요법(이임갑 등, 1998), 대인관계에서 발생하는 문제를 극복하기 위한 체질사회양생법, 적합한 운동을 통하여 신체를 단련하는 체질운동요법 등을 제시할 수 있다.

그러나 사상체질별 운동과 스포츠와의 관련성은 체질 및 운동 전문가 외의 일반인들도 많은 관심이 있음에도 불구하고, 지금까지 관련 연구 성과로는 이병철(1993)의 체질별 체력요소의 차이 연구와 심재평(1998)의 동양과 서양의 체질분류에 대한 비교연구, 그리고 오재근(1999)의 스포츠종목별 우수선수들의 사상체질 분류에 관한 연구 정도로 여전히 희소한 실정에 있다. 더구나 운동요법에 사상의학을 적용한 연구는 본 연구자들이 아는 한 지금까지는 없는 것으로 보인다.

성정편차에 따라서 각 개인의 장부형성이 다르고, 체질에 따라 체형과 기질이 특징적으로 발현되기 때문에, 체질별 사고방식 · 생활방식 · 신체활동방식 등도 고유특성이 반영된다고 사료된다. 따라서 본 연구자들은 사상체질의학의 기본원리인 태극(太極), 음양(陰陽), 사상(四象)이라는 가늠자로 신체활동방식의 특성이 반영된 운동요법과 관련 운동심리요소 · 영양요소 · 신체조성요소 · 체형요소 · 운동 후 반응요소 등을 분석함으로써 사상인 운동요법의 적용 가능성을 제시하고자 한다.

2. 연구방법

사상인의 운동요법은 한의학(체질의학), 영양학적 측면, 운동생리학적 측면, 운동심리학적 접근을 통하여 사상체질의학의 실용화와 응용화의 가능성을 모색하고자 한다. 따라서 본 연구에서는 사상체질 중 가장 많은 분포를 차지하고 있는 태음인을 대상 예로서 선정하고, 그림 1과 같은 조작적인 준거틀에 맞추어 적용하고자 한다. 즉, 인체를 정신(心)과 육체(身)로 구분한 뒤, 정신(心)은 운동심리(성정조절)를 중심으로, 육체(身)는 영양소 → 신체조성 → 체형 → 운동생리반응을 중심으로 살펴보겠다.

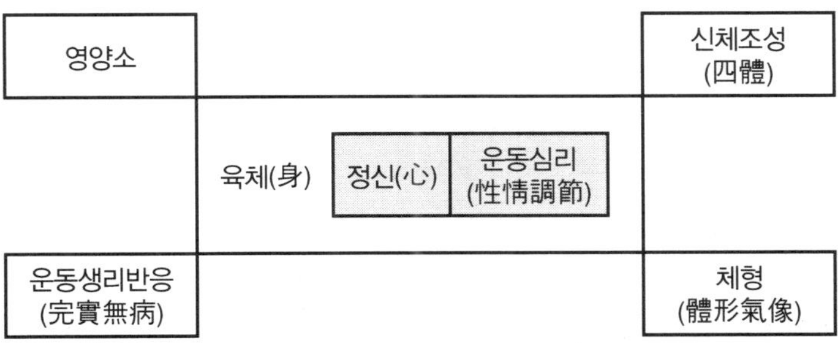

【그림 1】 사상인의 운동요법 적용을 위한 조작적 준거 틀

3. 본론

1) 영양소와 신체조성 측면에서 본 사상인 운동요법

우선 사상인의 운동요법을 설명하기에 앞서 영양소 · 체성분 · 운동에 대한 임상적 및 사상의학적 이론접근의 가능성을 제시하고, 그 타당성과 가능성에 따라 좀더 세밀히 적용할 수 있는 기초연구가 필요하다는 점을 전제하고자 한다.

영양소는 통상 에너지 영양소와 조절 영양소로 구분할 수 있다. 에너지영양소는 탄수화물 · 단백질 · 지질로 나누어지며, 조절 영양소는 비타민 · 무기질 · 수분 등으로 나뉘어진다. 본 연구자는 기본적으로 다음과 같은 가설을 설정하려 한다. 즉 단백질은 화火, 탄수화물은 금金, 지질은 수水로 배속시키고, 나머지 비타민 · 무기질 · 수분은 목木에 배속하였다. 음식의 영양소를 사상四象의 요소로 구분하여 살펴보면, 체세포에 쉽게 에너지를 공급하는 탄수화물은 양기凉氣, 액液으로 간肝에 귀속되며 조직에서 수收하므로 금金에 배속하였고, 뼈와 근육의 대부분을 구성하며 혈액 · 세포막 · 면역체계의 중요요소를 이루는 단백질은 열기熱氣, 취臭로서 비脾에 귀속되며 조직에서 장長하므로 화火에 배속하였고, 신체의 주된 에너지 공급원이요 저장형태인 지질은 한기寒氣, 미味로서 신腎에 귀속되며 조직에서 장藏하므로 수水에 배속하였고, 그외 영양소(비타민 · 무기질 · 물 등)는 온기溫氣, 향香으로서 폐肺에 귀속되며 조직에서 생生하므로 목木에 배속한 것이다.[1]

---

1. ○ 4-2 水穀 自胃脘而入于胃, 自胃而入于小腸, 自小腸而入于大腸, 自大腸而出于肛門者, 水穀都數, 停畜於胃而薰蒸爲熱氣, 消導於小腸而平淡爲凉氣, 熱氣之輕淸者, 上升於胃脘而爲溫氣, 凉氣之質重者, 下降於大腸而爲寒氣.

≪東醫壽世保元 · 臟腑論≫

음식은 인체의 내장(위완 → 위 → 소장 → 대장)을 거쳐서 온기(溫氣) · 열기(熱氣) · 량기(凉氣) · 한기(寒氣)로 변환된다. 이것은 각각의 장국(臟局)을 활동하고, 저장하는 새로운 물질

인체를 구성하는 체성분은 크게 지방Fat과 제지방(LBM; Lean Body Mass)으로 구분하는데, 이는 다시 뼈・근육・지방 그리고 잔여물(residual volume)로 나뉜다. 여기에서 근육은 화火, 지방은 금金, 뼈는 수水, 나머지 잔여물은 목木에 배속할 수 있다. 동무공이 제시한 인체구성요소 중 피모皮毛는 폐당에 속하고, 근筋은 비당에 속하고, 육肉은 간당에 속하고, 골骨은 신당에 속한다. 따라서 근육은 비당脾黨에, 뼈는 신당腎黨에, 지방은 간당肝黨에, 잔여물은 폐당肺黨에 귀속시킨 것이다.[2]

한편, 운동은 유산소운동과 무산소운동으로 구분하고 있다. 유산소운동 중 순환계(지구성 운동)는 목木, 근력(근지구성 운동)은 화火로 구분하고, 무산소운동 중 순환계(대사성 파워 운동)는 금金, 근력(근파워성 운동)은 수水로 구분할 수 있다. 그런데 운동은 체성분을 강화하는 방향으로 진행되어야 하는데 목木↔금金, 화火↔수水는 상반되는 관계에서 설정하였다. 즉, 체성분의 지방(金)을 줄이기 위해서는 심폐지구성 운동(木)이 적합하며, 골(水)의 노화방지와 생성을 위해서는 근지구성 운동(火)이 적합하며, 근육(火)의 비대(Hypertropy)를 위해서는 절대근력성 파워운동

(神氣血精)로 치환된다.

○ 四藥之於四臟也, 香歸於肺, 臭歸於脾, 液歸於肝, 味歸於腎.

≪韓醫學大系・東武遺稿・總論≫

약재는 향취액미(香臭液味)로 구성되어 있다. 그런데 주성분이 향(香)인 것은 폐(肺)로 귀결되어 폐당에 영향을 주며, 취(臭)인 것은 비(脾)로 귀결되어 비당에 영향을 주며, 액(液)인것은 간(肝)으로 귀결되어 간당에 영향을 주며, 미(味)인 것은 신(腎)으로 귀결되어 신당에 영향을 준다.

2. ○ 4-4 … 胃脘與舌・耳・頭腦・皮毛, 皆肺之黨也.
○ 4-5 … 胃與兩乳・目・背膂・筋, 皆脾之黨也.
○ 4-6 … 小腸與臍・鼻・腰脊・肉, 皆肝之黨也.
○ 4-7 … 大腸與前陰・口・膀胱・骨, 皆腎之黨也.

≪東醫壽世保元・臟腑論≫

사체(四體) 즉, 피근육골(皮筋肉骨)은 체성분과 밀접한 관련이 있다. 참고로, 영양소에서 지질과 체성분의 지질은 개념이 다르다. 체성분의 지방을 형성하는 주된 원천이 되는 것은 탄수화물로 간(肝)에서 에너지 응축형인 지방의 형태로 만들어 조직에 분포되는 것이다. 이것은 태음인에서 가장 발달된 기전이 아닐까 논자는 생각된다.

(水)이 적합하며, 잔여물(木)의 발달을 위해서는 대사성 파워운동(金)이 적합하다는 설명이 가능해진다.

예를 들어 영양소, 체성분, 운동에서 살펴본 태음인(肝大肺小 ; 金强木弱)의 운동요법은 표 1에 제시한 바와 같이 적용할 수 있다. 즉 식이 영양소에서는 탄수화물을 줄이고, 비타민과 무기질과 수분을 적당량으로 조절하여야 한다. 체성분에서는 지방을 줄이고, 잔여물을 늘리는 방향이 바람직하다. 운동은 순환계 중 지구성 운동인 마라톤, 등산, 조깅, 수영, 사이클, 자전거타기 등이 권장할 만하다.

【표 1】 영양소, 체성분, 운동에 대한 사상체질의학적 분석

<table>
<tr><th colspan="2">太極</th><th colspan="2">陰陽</th><th colspan="3">四象</th></tr>
<tr><td rowspan="4">太極</td><td rowspan="4">영양소</td><td rowspan="2">陽</td><td rowspan="2">아미노산</td><td>木</td><td>溫氣</td><td>비타민 & 무기질 & 물</td></tr>
<tr><td>火</td><td>熱氣</td><td>단백질</td></tr>
<tr><td rowspan="2">陰</td><td rowspan="2">포도당</td><td>金</td><td>冷氣</td><td>탄수화물</td></tr>
<tr><td>水</td><td>寒氣</td><td>지질</td></tr>
<tr><td rowspan="4">太極</td><td rowspan="4">체성분</td><td rowspan="2">陽</td><td rowspan="2">제지방</td><td>木</td><td>皮</td><td>잔여물(20%)</td></tr>
<tr><td>火</td><td>筋</td><td>근육(50%)</td></tr>
<tr><td rowspan="2">陰</td><td rowspan="2">지방</td><td>金</td><td>肉</td><td>지방(15%)</td></tr>
<tr><td>水</td><td>骨</td><td>뼈(15%)</td></tr>
<tr><td rowspan="4">太極</td><td rowspan="4">운동</td><td rowspan="2">陽</td><td rowspan="2">유산소 운동</td><td>木</td><td>背</td><td>순환계(심폐지구성 운동) : 마라톤, 등산, 조깅, 수영, 사이클, 자전거타기</td></tr>
<tr><td>火</td><td>胸</td><td>근력(근지구성 운동) : 턱걸이, 윗몸일으키기, 팔굽혀펴기</td></tr>
<tr><td rowspan="2">陰</td><td rowspan="2">무산소 운동</td><td>金</td><td>腹</td><td>순환계(대사성 파워 운동) : 100m달리기, 수영(단거리), 사이클(단거리)</td></tr>
<tr><td>水</td><td>脊</td><td>근력(절대근력성 파워운동) : 역도, 씨름, 기계체조, 포환, 헤머던지기</td></tr>
</table>

2) 체형(體形氣像)을 통한 사상인 운동요법

사람의 몸은 크게 복배腹背로 구분한다. 이것을 다시 상하上下로 나누면 배부背部 이상을 배背, 배부背部 이하를 척脊, 복부腹部 이상을 흉胸, 복부腹部 이하를 복腹으로 구분한다.[3]

이러한 몸의 사상(胸背腹脊)은 그 형形과 상象을 지니게 된다. 그리하여 배背는 직이신直而伸(直升)하는 상象을 가지고 있어 목木에 속하고, 흉胸에는 율이포栗而包(橫升)하는 상象을 가지고 있어 화火에 속하고, 복腹에는 관이완寬而緩(放降)하는 상象을 가지고 있어 금金에 속하고, 척脊에는 온이축溫而蓄(陷降)하는 상象을 가지고 있어 수水에 속한다.[4]

예를 들어 태음인은 표 2에 제시한 바와 같이 간대폐소肝大肺小(金强木弱)하므로 형形으로는 복부腹部는 발달하나, 배부背部는 취약하고, 상象으로는 관이완寬而緩(放降)하나, 직이신直而伸(直升)하지 못하다. 그러므로 태음인의 체형기상體形氣像이 요위지입세腰圍之立勢는 성장盛壯하나 뇌추지기세腦隹頁之起勢는 고약孤弱하게 된다.[5]

---

3. ○ 蓋胸背腹脊者, 表裏之表裏也. 背部上下者, 表之表裏也.

≪東醫壽世保元(舊本)·少陽人 外感膀胱病≫

胸背腹脊은 육체(身)의 사상(四象)이다. 이것은 복배(腹背) 즉 인체의 표리(表裏)에서 출발한 개념이다. 배(背)는 다시 상하로 구분되어 상부는 배(背) 즉 표지표부(表之表部)이고, 하부는 척(脊) 즉 표지리부(表之裏部)가 된다. 또한 복(腹)은 다시 상하로 구분되어 상부는 흉(胸) 즉 이지리부(裏之裏部)이고, 하부는 복(腹) 즉 이지표부(裏之表部)가 된다.

4. ○ 2-11 肺氣 直而伸, 脾氣 栗而包, 肝氣 寬而緩, 腎氣 溫而蓄.
○ 2-13 哀氣直升, 怒氣橫升, 喜氣放降, 樂氣陷降.

≪東醫壽世保元·四端論≫

이것은 사장지기(四臟之氣)를 형상화한 것으로 흉배복척(胸背腹脊)도 마찬가지로 적용된다.

5. ○ 18-2 太陰人 體形氣像, 腰圍之立勢盛壯, 而腦隹頁之起勢孤弱.

≪東醫壽世保元·四象人辨證論≫

따라서 체형기상에서 살펴본 태음인의 운동요법은 복부腹部의 발달을 줄이고 배부背部의 발달을 바깥쪽으로 향상케 하는 것으로, 즉 관이완寬而緩(放降)은 줄이고 직이신直而伸(直升)은 증가시키는 쪽으로 전개하여야 할 것이다.

【표 2】 체형에 대한 사상체질의학적 분석

太極		陰陽		四象		
太極	體	陽	背	태양(木)	背	腦顀之起勢
				소음(水)	脊	膀胱之坐勢
		陰	腹	소양(火)	腹	腰圍之立勢
				태음(金)	胸	胸襟之包勢

3) 운동의 생리적 반응(完實無病)을 통한 사상인 운동요법

인체의 영양물은 기액대사氣液代謝와 수곡대사水穀代謝로 나눌 수 있는데,[6] 기액대사를 통하여는 땀(木)과 소변(金)으로, 수곡대사에 의해서는 음식소화(火)와 대변(水)로 배설된다. 따라서 사상의학에서는 이들의 네 요소를 건강의 증거로 확인하게 된다.[7]

그러므로 운동요법에 적용 시 운동강도 및 운동지속시간은 땀이 나는 신체

따라서 태음인의 체형기상(體形氣像)은 속(束, 복부 즉 안으로 말림)인데 복부(肝)가 발달하고, 배부(肺)가 취약하여 그러한 체형를 갖는 것이다.

6. ○ 2-12 肺以呼, 肝以吸, 肝肺者 呼吸氣液之門戶也. 脾以納, 腎以出, 腎脾者 出納水穀之府庫也.

≪東醫壽世保元 · 四端論≫

폐간(肺肝)은 기액대사을 주관하고, 비신(脾腎)은 수곡대사를 주관한다.

7. ○ 18-16 太陽人 小便旺多則完實而無病, 太陰人 汗液通暢則完實而無病, 少陽人 大便善通則完實而無病, 少陰人 飮食善化則完實而無病.

≪東醫壽世保元 · 四象人辨證論≫

태양인과 태음인은 기액대사의 과정인 소변, 땀으로 건강을 점검하고, 소양인과 소음인은 수곡대사의 과정인 소화, 대변으로 건강을 점검한다.

부위에 따라 그 정도를 다르게 해야할 것이다. 즉 태양인은 외신外腎에, 소양인은 손에, 태음인은 위완(목을 포함한 가슴과 등)에, 소음인은 인중(코밑)에 땀이 나는 정도가 가장 적절한 운동량이 될 것으로 사료된다.[8]

즉, 태음인의 경우는 그림 2에 제시한 바와 같이 간대폐소肝大肺小(金强木弱)하므로 땀이 잘 소통되어야 한다. 그러므로 운동의 생리적 반응(完實無病)에서 살펴본 태음인의 운동요법은 땀을 잘 소통하고 배출하게 하는 운동방법과 운동량이 중요한 변인이 되는 것이다.

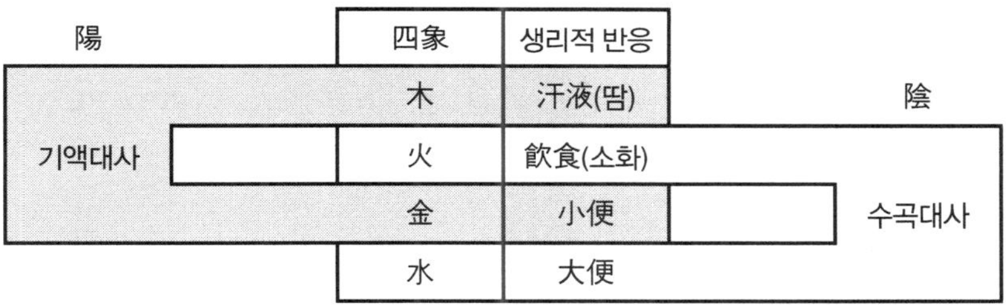

【그림 2】 운동의 생리적 반응에 대한 사상체질의학적 분석

4) 운동심리(性情調節)를 통한 사상인 운동요법

운동심리exercise psychology는 한 자연인이 운동과 신체활동에 대한 참가와 그 참가에 대한 성격이 미치는 영향(性格特性)과 또한 그 신체활동의 참가에 따른 성격의 변화와 그 정도, 그리고 참가 이후 중단하게 되는 이유(reasons to droup)와

8. ㅇ 6-9. 少陰人之急病欲占其吉凶則, 當視於人中之汗不汗也. 少陽人之急病欲占其吉凶則, 當視於肘外之汗不汗也. 太陰人之急病欲占其吉凶則, 當視於觀上之汗不汗也. 太陽人之急病欲占其吉凶則, 當視於外腎之汗不汗也.

≪東醫壽世保元四象草本卷 · 病變之五統≫

본래 질병의 길흉을 예측하는 것이다. 소음인의 인중지한(人中之汗), 소양인의 주외지한(肘外之汗), 태음인의 관상지한(觀上之汗), 태양인의 외신지한(外腎之汗)이 그것이다. 이것은 운동중에 땀이 날 때 체질별로 우선 땀 나는 곳이라 생각되고, 또한 이것의 현상을 지표로 운동강도 및 운동시간도 개별적으로 조절해야 된다고 생각한다.

성격특성, 행동지속行動持續에 영향을 미치는 동기요인動機要因의 차이 등에 관하여 다루고 있다.

즉 운동심리는 주로 심리학에 바탕하여 주로 성격과 신체활동에 대한 동태動態를 다루고 있는데, 각 신체활동에 대한 동태의 차이에 대하여 사람의 체질적 기제mechanism에 따라 이해하고 있지는 못한 실정이다. 그러나 스포츠 선수들의 경우 어려서부터 시작한 운동종목에서 세계적 또는 국가대표 엘리트 선수로 성장한 경우도 많지만, 엘리트선수로 성장하기 까지 종목 내에서 포지션을 바꾸거나, 심지어 운동종목을 바꾸어서 성공한 선수들도 그리 드물지 않은 실정이다. 다시 말하면 자신이 열성劣性을 보이는 종목에서 도태淘汰하여 우성優性을 나타내는 종목으로의 전환을 의미하는 것이다. 즉 이것은 자연도태론自然淘汰論을 말하는 것이다.

현대의학에서도 마음(性情)의 조절을 통한 신체의 변화 및 병증의 변화에 대하여 최근 관심이 더 깊어지는 추세이다. 이것은 아마도 열성인자가 자연도태에 저항해야하는 사회 환경적 스트레스일 것으로 인식된다.

사상체질의학은 마음을 성性과 정情으로 구분하고 있다. 성性은 타인(非我)와 관련된 운동심리이고, 정情은 자기(我)와 관련된 운동심리로 간략히 표현할 수 있다. 예를 들어, 태음인의 성정性情은 표 3에 제시한 바와 같이 희성광장喜性廣張하고 낙정촉급樂情促急하여 폐대간소肺大肝小한 장부를 형성하고 있다.[9]

즉 성기性氣는 쉽게 움직이려 하지 않고 뚝심이 강한데(恒欲靜而不欲動), 지知가 이러한 성기性氣를 움직이게 하는 조절요소가 된다.[10] 늘 가지고 있는 마음(恒

9. ○ 2-10 太陰人 喜性廣張而樂情促急, 喜性廣張則氣注肝而肝益盛, 樂情促急則氣激肺而肺益削, 太陰之臟局 所以成形於肝大肺小也.

≪東醫壽世保元 · 四端論≫

성정(性情)에 의해 태음인의 장국(肝大肺小)이 형성되는 과정을 설명한 것이다.

10. ○ 3-7 太陽之性氣 恒欲進而不欲退, 少陽之性氣 恒欲擧而不欲措, 太陰之性氣 恒欲

心)으로 움직임에 대한 겁심(怯心)이 두려움(怕心)되어 심하면 가슴 두근거림(怔忡證)이 나타난다. 따라서 항심을 조절하는 법으로 견문과 지식을 넓히면 변화에 대한 두려움을 안정케 된다는 것이다(察於外而恒寧靜怯心).[11]

한편, 정기情氣는 배타적이며 보수적인데(恒欲內守而不欲外勝), 이것이 지나치면 남의 물건을 탐하는 욕심(物欲之心)이 생기게 되므로 경계하여야 한다.[12]

따라서 마음조절(운동심리)에서 살펴본 태음인은 내적으로 견문과 새로운 정보를 빠르게 취하여 겁심을 안정토록 하고, 외적으로 보수적이며 물건의 욕심

靜而不欲動, 少陰之性氣 恒欲處而不欲出.

○ 3-8 太陽之進 量可而進也, 自反其材而不莊 不能進也, 少陽之擧 量可而擧也, 自反其力而不固 不能擧也, 太陰之靜 量可而靜也, 自反其知而不周 不能靜也, 少陰之處 量可而處也, 自反其謀而不弘 不能處也.

≪東醫壽世保元 · 擴充論≫

체질별 성기性氣(3-7)와 그것의 제어요소(材力知謀)를 설명한 것이다(3-8).

11. ○ 18-11 太陰人 恒有怯心, 怯心寧靜則居之安資之深而造於道也, 怯心益多則放心桎梏而物化之也, 若怯心至於怕心則 大病作而怔忡也, 怔忡者 太陰人病之重證也.

○ 18-21 太陰人察於外而恒寧靜怯心, 少陽人察於內而恒寧靜懼心, 太陽人 退一步而恒寧靜急迫之心, 少陰人 進一步而恒寧靜不安定之心, 如此則必無不壽.

○ 18-22 太陽人恒戒怒心哀心, 少陽人恒戒哀心怒心, 太陰人恒戒樂心喜心, 少陰人恒戒喜心樂心, 如此則必無不壽.

≪東醫壽世保元 · 四象人辨證論≫

태음인의 항심(恒心)과 이것이 중증(重證)이 되는 기전을 설명한 것이다(8-11). 또한, 태음인이 항상 경계하고 삼가야할 것을 (18-21), (18-22)로 제시하였다.

12. ○ 3-9 太陽之情氣 恒欲爲雄而不欲爲雌, 少陰之情氣 恒欲爲雌而不欲爲雄, 少陽之情氣 恒欲外勝而不欲內守, 太陰之情氣 恒欲內守而不欲外勝.

○ 3-10 太陽之人 雖好爲雄亦或宜雌, 若全好爲雄則放縱之心必過也. 少陰之人 雖好爲雌亦或宜雄, 若全好爲雌則偸逸之心必過也. 少陽之人 雖好外勝亦宜內守, 若全好外勝則偏私之心必過也. 太陰之人 雖好內守亦宜外勝, 若全好內守則物欲之心必過也.

≪東醫壽世保元 · 擴充論≫

태음인의 정기(情氣)를 설명하고(3-9), 이것이 지나치면 심욕(心慾)에 이르게 된다고 설명하고 있다(3-10).

을 없애도록 조절하여야 한다. 그러므로 태음인의 운동요법은 자신의 건강과 운동 등에 관한 정보와 지식을 통하여 적절한 운동방법과 운동량을 선택하고, 자신의 운동패턴을 실행하면서, 승부근성이 지나치거나, 기록 경기종목의 운동은 삼가는 것이 바람직하다고 사료된다.

【표 3】 운동심리(性情調節)에 대한 사상체질의학적 분석

운동심리	내용 및 조절법	태양인	소양인	태음인	소음인
성정(性情)	체질별 성정(性情)	哀性遠散而 怒情促急	怒性宏抱而 哀情促急	喜性廣張而 樂情促急	樂性深確而 喜情促急
	恒戒心法	恒戒怒心哀心	恒戒哀心怒心	恒戒樂心喜心	恒戒喜心樂心
성기(性氣)	체질별 성기(性氣)	恒欲進而不 欲退	恒欲擧而不 欲措	恒欲靜而不	恒欲處而不 欲出
	性氣의 調節要素	材	力	知	謀
	恒心	急迫之心	懼心	怯心→怕心	不安定之心
	寧靜恒心法	退一步而恒 寧靜急迫之 心	察於內而恒 寧靜懼心	察於外而恒 寧靜怯心	進一步而恒 寧靜不安定 之心
정기(情氣)	체질별 정기(情氣)	恒欲爲雄而 不欲爲雌	恒欲外勝而 不欲內守	恒欲內守而 不欲外勝	恒欲爲雌而 不欲爲雄
	心慾	放縱之心	偏私之心	物欲之心	偸逸之心
	戒心慾法	勤幹	簡約	聞見	警戒

4. 결론

사상체질의학의 기본원리인 태극, 음양, 사상의 가늠자를 통하여 운동요법과 관련된 운동심리요소, 영양요소, 신체조성요소, 체형요소, 운동후반응요소 등을 재조명함으로써 사상인 운동요법의 이론적 지침을 다음과 같이 제시하고자 한다.

① 영양소와 신체조성을 통한 사상인 운동요법

▶ 영양소 중 단백질은 화火, 탄수화물은 금金, 지방은 수水, 비타민・무기질・수분은 목木에 배속한다.

▶ 신체조성 중 근육은 화火, 지방은 금金, 뼈는 수水, 잔여물은 목木에 배속한다.

▶ 유산소운동 중 순환계(심폐지구성 운동)는 목木, 근력(근지구성 운동)은 화火로 구분하고, 무산소운동 중 순환계(대사성 파워운동)는 금金, 근력(절대근력성 파워운동)은 수水로 구분한다.

② 체형(體形氣像)을 통한 사상인 운동요법

▶ 배背는 목木에 속하고, 흉胸은 화火에 속하고, 복腹은 금金에 속하고, 척脊은 수水에 속한다.

③ 운동의 생리적 반응(完實無病)을 통한 사상인 운동요법

▶ 기액대사에서는 땀(木)과 소변(金)으로, 수곡대사에서는 음식소화(火)와 대변(水)로 배설된다. 그리하여 이들 네 요소를 운동의 생리적 반응증거로 확인한다.

④ 운동심리(성정조절)를 통한 사상인 운동요법

▶ 체질별 성정・항심・심욕을 조절함으로써 체질에 맞는 운동선택과 그 효과를 높일 것이다.

5. 참고문헌

① 전국한의과대학 사상체질과 교실, 『사상의학』, 집문당, 1997.

② 이제마, 『東醫壽世保元(甲午本)』, 사상체질의학회, 2001.

③ 이제마, 『東醫壽世保元(七版)』, 윤완중, 1972.

④ 이제마, 『格致藁, 한두정(덕흥인쇄소)』, 1940.

⑤ 이제마, 『국역한의학대계(⑮東武遺稿)』, 해동의학사, 1999.

⑥ 이제마, 『東醫壽世保元 四象草本卷』, 경희대 한의과대학 사상체질과, 2000.

⑦ 최혜미 외 공저, 『21세기 영양학』, 교문사, 1999.

⑧ 이병철, 「체질별 체력특성에 관한 연구」, 성균관대학교 교육대학원 석사학위논문, 1993.

⑨ 심재평, 「사상체질과 체형분류간의 비교연구」, 성균관대학교 교육대학원 석사학위논문, 1998.

⑩ 오재근, 「스포츠종목별 우수선수들의 사상체질 분류」, 『대한스포츠한의학회지』, 1권 1호, 1999.

⑪ 이임갑 · 유은경 · 이경화 · 박연숙 · 손진훈, 「정서생리반응의 변산성에 영향을 주는 요인에 관한 연구」, 강성과학회, 춘계학술대회, 1998.

부록 3

체질에 따른 식품분류

* 경희대학교 한방병원 사상체질과에서 한의학서 및 음식문화를 정리한 『산림경제』·『증보산림경제』·『임원경제지』, 『규합총서』 등에 수록된 음식을 기미론적 방법에 의해 온열한랭으로 구분한 후 사상의학적 체질에 맞는 식품으로 분류한 식품 총 251항목을 『1994국민영양 조사결과 보고서』에 의거하여 곡류·서류·두류·종실류 및 견과류·육류·난류·어패류·해조류·과일류·야채류·버섯류·조미료류·음료 및 주류·기타 등 16항목으로 재분류하였다.

식품군	식품	태양인	태음인	소양인	소음인
곡물 및 그 식품	기 장		+*	*	
	마		+		
	메 밀	+*		*	×
	메좁쌀	+*		+*	
	멥 쌀				+
	밀		+		×
	밀가루		+		×
	보 리	*		+*	×
	빵(밀가루)		+		
	수 수		+		
	엿기름가루			+	
	옥수수		+	+*	+*
	율 무		+		
	좁 쌀			+*	+*
	차 조				+
	찹 쌀				+
	통밀가루				+
	피			+	
	현 미		+		
	흑 미				*
감자 및 전분류	감 자				+
	고구마		+*	*	
	토 란	*	+	*	
두류 및 그 식품	강낭콩		+		
	녹 두	*		+*	×
	대 두		+		
	두 부		+*	*	
	팥	*		+*	
종실류 및 견과류	개 암	*	+		+*
	도토리		*		*
	들 깨		+*		*
	땅 콩		+		
	밤		+		
	은 행		+		
	잣		+		
	참 깨	*		+*	
	해바라기씨		*		*
	호 두	+*	+*		*
육류 및 그 식품	개고기	×	×	×	+
	개구리	×		+	
	거 위	×		+	
	꿩	×			+
	노루고기	×		×	+
	닭고기	×	×	×	+
	돼지고기	×	×	+	×

(+ 이로운 식품, × 해로운 식품, * 사용가능한 식품)

식품군	식품	태양인	태음인	소양인	소음인
육류 및 그 식품	메추리	×			+
	뱀	×			+
	쇠고기	×	+		
	양고기	×			+
	염소고기	×	×	×	+
	오리고기	×		+	
	참 새	×			+
	칠면조	×			+
	토끼고기	×		+*	+*
유류 및 그 제품	버 터		+		
	우 유		+*	*	×
	치 즈		+		
난 류	계 란		×	+*	*
	오리알			+	
어패류	가물치	*		+*	
	가자미			+	+
	가 재	*		+*	
	갈 치		+*		+*
	게	+*	+	+*	
	고등어	*	+	*	×
	고래고기		+		
	굴	+*	*	+*	
	까나리				+
	꽁 치	*	+	*	×
	낙 지	+*		+*	
	넙 치	*		*	
	농 어				+
	대 구		+*		+*
	도루묵				+
	도 미	*		*	+
	멍 게			+	
	메 기		*		+*
	멸 치		*		+*
	명 란		+		
	명 태		*		+*
	문 어	+		*	
	미꾸라지		*		+*
	미더덕	*		*	+
	민 어		+*		+*
	바지락	*		*	
	뱀장어		+*		+*
	뱅 어		+		+
	병 어	*		*	
	복 어	*		+*	
	붕 어	+*			*

(+ 이로운 식품, × 해로운 식품, * 사용가능한 식품)

식품군	식품	태양인	태음인	소양인	소음인
어패류	삼 치		*		*
	새 우	+*		+*	
	성 게	*		*	
	소 라	+*	+*	*	
	송 어		+		
	숭 어				+
	쏘가리				+
	연 어		+		
	이면수		*		
	오징어	+*	*	+*	×
	우렁이	*	+	+*	
	은 어				+
	잉 어		+*	+*	
	자 라	*		+*	
	장 어	*		*	+
	전 복	+		+	
	정어리			+	
	조 기		+		+
	쥐 치			*	
	참 치		+*		*
	청 어		*	+*	
	해 삼	+*	*	+*	
	홍 어	*		*	
	홍 합	+*		*	+*
해조류	김	+*	+*	*	*
	다시마	*	+*	*	+*
	미 역	*	+*	*	*
	한 천		+		
	해파리		+		
과일류	감	*		*	
	귤				+
	다 래	+*		*	
	대 추				+
	딸 기	*		+*	
	레 몬		*		+*
	머 루	+			
	메 론	*		+*	
	매 실		+		
	모 과	+			
	바나나	*	*	+*	×
	배	*	+*	*	
	버 찌		*		*
	복숭아				+
	사 과		×		+
	산딸기			+	

(+ 이로운 식품, × 해로운 식품, * 사용가능한 식품)

식품군	식품	태양인	태음인	소양인	소음인
과일류	살 구	+	+*(살구씨)	*	
	석 류		*		+*
	수 박	*		+*	×
	앵 두	+*		*	
	오 디		+		
	오렌지	+*			*
	유 자	*		*	+
	자 두	*	+	*	
	참 외	*		+*	×
	키 위	*		*	
	파인애플	+		+	
	포 도	+*		*	
야채류	가 지	*		+*	
	갓		*		×
	고들빼기			+	+*
	고 비		*		
	고사리		+*		*
	고 추		*	×	+*
	근 대	*		*	+*
	깻 잎				*
	냉 이				+
	달 래		*		+*
	당 근		+*		+*
	더 덕		+		
	도라지		+		
	두 릅		+		
	마 늘		×	×	+
	머 위		+		
	무		+*		*
	미나리				+
	배 추	*		+*	
	부 추		*		+*
	산 초		*		*
	상 추	+*		+*	
	생 강		×	×	+
	셀러리	+		+	
	쇠비름			+	
	수세미	*		+*	
	숙 주			*	
	순채나물	+			
	시금치	*		*	+
	쑥				+
	쑥 갓				+
	씀바귀	*		+*	
	아 욱			+	

(− 이로운 식품, × 해로운 식품, * 사용가능한 식품)

식품군	식품	태양인	태음인	소양인	소음인
야채류	양배추				+
	양 파		*		+*
	연 근		+		
	열 무	*		+*	
	오 이	*		+*	
	우 엉	*		+*	
	죽 순		*	+*	
	질경이	*		+*	
	취나물		+*		*
	콩나물	*	+	*	
	토마토	+*			
	파		*	×	
	피 망		*		
	호 박		+	+	
버섯류	표고버섯	*	+*	*	
	느타리버섯	*	+	*	
	목이버섯		+	*	+*
	상황버섯		+		+*
	송이버섯	*	+*	*	
	팽이버섯	*	+	*	
조미료류	겨 자		*		
	된 장	*	+	*	*
	설 탕		+		*
	소 금				+*
	식 초		*		+
	참기름			+	*
	청국장	*		*	+
	카 레			×	+
	후 추		×	×	+*
음 료	녹 차	*		+*	×
	두 유		+*	*	*
	막걸리				+
	생맥주			+	
	소 주		+*		*
	양 젖				+
	요구르트		+		
	커 피	+	×		
	코코아		*		
약재류	감 초				+
	결명자	*		+*	+
	계 피				+
	고 욤	*		*	
	곤 약	*		*	
	구기자	*		+*	*
	녹 용		+*		+

(+ 이로운 식품, × 해로운 식품, * 사용가능한 식품)

식품군	식품	태양인	태음인	소양인	소음인
약재류	당 귀				+
	동 아		*	*	*
	두 충		*		+
	로열젤리				
	마 름	*		*	*
	삼지구엽초		*		
	숙지황	*		+*	
	스쿠알렌	*	+	*	
	알로에	*		+*	
	영지버섯	*		+*	
	오가피	+			
	오미자		+		
	용안육		+		+
	육종용				
	익모초				+
	인 삼				+
	진득찰	*		*	
	황 기				+
기 타	가죽나무	*		*	
	간 수				+
	간 유		+		
	건 대				+
	곰 탕		+		
	국 화		+		
	꽃다지	*		*	
	꿀		×	×	+
	달맞이꽃기름			+	
	달팽이	*		*	
	두더지		*		*
	메뚜기		*		*
	번데기		*		*
	비 파	*	*	*	
	빙과류			+	×
	설렁탕		+		
	소나무잎	+			
	아주까리			*	*
	엿기름가루				+*
	옻나무				+
	잇 꽃			+	
	지렁이		*	*	
	천일염			+	
	칡		+		
	홍화기름			+	

(+ 이로운 식품, × 해로운 식품, * 사용가능한 식품)

부록 4

체질에 따른 당뇨식단

태양인

구분	날짜	1일	2일	3일	4일	5일	6일	7일	8일	9일	10일
아침	밥	조잡곡밥	보리잡곡밥	조밥	보리밥	조밥	보리밥	조밥	보리밥	조밥	보리밥
	국	굴조치국	아욱된장국	조개탕	우렁이된장국	홍합탕	꽃게된장국	대구포맑은국	냉이국	아욱된장국	복어탕
	육류찬	병어구이	조기양념구이	동태양념조림	넙치구이	병어무조림	낙지볶음	소라겨자채무침	낙지볶음	고등어무조림	오징어양념구이
	부찬 1	계란찜	방게조림	가지나물	근대나물	대구포무침	달걀찜	홍합찜	순채나물	김구이	해삼야채볶음
	야채찬	상치겉절이	오이무침	배추겉절이	냉이나물	깻잎나물	열무고추장무침	오이무침	비름나물	깻잎찜	배추나물
	김치	알타리김치	포기김치	알타리김치	동치미	포기김치	열무김치	포기김치	포기김치	열무김치	알타리김치
점심	밥	보리잡곡밥	조잡곡밥	흰밥	조밥	새우볶음밥	조밥	보리밥	조밥	보리밥	조밥
	국	우렁이된장국	꽃게탕	배추된장국	시금치국	계란파국	복어국	바지락된장국	꽃게탕	계란파국	배추국
	육류찬	오징어볶음	굴달걀쌈	오리로스구이	꽁치김치조림	낙지굴꼬치구이/소스	홍어무침	복어튀김/참깨소스	새우깐풍완자	키조개양념구이	꽁치구이
	부찬 1	김구이	배추겉절이	배추쌈	꼬막무침	상추겉절이	스크램블드에그	메밀묵양념장	호박볶음	샐러드	꼬막양념장
	야채찬	송이버섯샐러드	호박볶음	순채나물	파나물	송이버섯구이	배추나물	미역초회	배추겉절이	토마토	파나물
	김치	포기김치	알타리김치	포기김치	열무김치	포기김치	백김치	포기김치	백김치	포기김치	포기김치
저녁	밥	흰밥	보리밥	조밥	보리밥	조밥	보리밥	조밥	보리밥	조밥	보리밥
	국	홍합탕	열무된장국	어묵국	올갱이해장국	아욱된장국	굴조치국	해삼야채국	오징어무국	조개탕	만두국
	육류찬	청어무조림	가자미양념구이	도미구이	정어리구이	문어숙회	제육볶음	도미찜	굴무침	홍어콩나물찜	호박전
	부찬 1	새우살볶음	우엉조림	계란말이	감자조림	방게조림	상추쌈	계란말이	감자표고볶음	굴달걀쌈	열무된장무침
	야채찬	비름나물	양배추쌈	미역무침	달래무침	비름나물	미나리생채	김무침	시금치무침	가지나물	오이무침
	김치	포기김치	포기김치	동치미	포기김치	알타리김치	포기김치	포기김치	알타리김치	포기김치	백김치

소양인

구분	날짜	1일	2일	3일	4일	5일	6일	7일	8일	9일	10일
아침	밥	보리잡곡밥	보리잡곡밥	흰밥	조잡곡밥	팥밥	옥수수밥	보리밥	보리밥	조밥	조밥
	국	배추국	우렁이된장국	김치전골	새우두부찌개	북어국	팽이버섯국	꽃게된장국	우렁해장국	미역국	청국장찌개
	육류찬	가자미구이	돈육김치볶음	정어리구이	돈육장조림	해삼야채볶음	도미구이	갈비찜	고등어구이	가자미구이	사태찜
	부찬 1	계란장조림	호박찜	방게조림	깻잎찜	오이제육볶음	가지나물	두부구이	호박볶음	계란장조림	배추나물
	야채찬	오이무침	상추겉절이	고들빼기양념무침	채나물	열무된장무침	셀러리	비름나물	오리알찜	채나물	김구이
	김치	고들빼기김치	백김치	포기김치	포기김치	백김치	알타리김치	포기김치	오이소박이	포기김치	고들빼기김치
점심	밥	조잡곡밥	보리밥	보리잡곡밥	흰밥	조잡곡밥	조밥	팥밥	보리밥	보리밥	보리밥
	국	꽃게탕	갈비탕	아욱된장국	낙지전골	오징어찌개	조개맑은국	명태포맑은국	바지락된장국	만두국	콩나물밥
	육류찬	새우소금구이	굴무침	제육고추장볶음	오리알찜	청어구이	돈까스	오리불고기	꽃게찜	호박전	복어국
	부찬 1	열무무침	김구이	양배추쌈	우엉조림	완자전	샐러드	팽이버섯나물	가지나물	오이당근스틱	해삼야채볶음
	야채찬	딸기 5쪽	가지나물무침	무생채	겉절이	미역초무침	수박	달래오이무침	미역튀김	배추겉절이	상추겉절이
	김치	포기김치	오이소박이	포기김치	오이소박이	포기김치	백김치	알타리김치	포기김치	백김치	포기김치
저녁	밥	옥수수밥	조잡곡밥	팥밥	보리잡곡밥	보리밥	보리밥	조밥	조밥	팥밥	조밥
	국	두부된장찌개	조개국	미역국	배추국	청국장찌개	명란찌개	콩나물국	미소된장국	버섯국	해물탕
	육류찬	청어무조림	오징어볶음	가자미양념조림	갈비찜	돈편육	두부계란찜	새우소금구이	제육볶음	장어양념구이	호박전
	부찬 1	멍게/초고추장	계란말이	김무침	굴전	생배추쌈	옥수수전	김구이	상추쌈	아욱된장무침	콩나물무침
	야채찬	셀러리	목이버섯잡채	호박볶음	죽순볶음	굴무생채	무숙채	비름나물무침	시금치나물	죽순볶음	굴무생채
	김치	열무김치	포기김치	포기김치	포기김치	백김치	오이소박이	포기김치	포기김치	포기김치	포기김치

태음인

구분	날짜	1일	2일	3일	4일	5일	6일	7일	8일	9일	10일
아침	밥	현미밥	강낭콩밥	기장밥	현미밥	수수밥	율무밥	강낭콩밥	기장밥	현미밥	수수밥
	국	맑은무채국	아욱된장국	미역국	우렁이된장국	들깨무채국	호박채맑은국	표고버섯전골	달래된장국	무지짐이국	느타리버섯국
	육류찬	불고기	소고기고추조림	양배추고기말이/양념	섭산적	불고기	사태찜	완자조림	쇠고기찹쌀말이	장산적	사태찜
	부찬 1	갈치구이	김구이	땅콩조림	민어구이	가자미양념구이	멸치고추볶음	연북어양념구이	뱅어포볶음	연근조림	대구무조림
	야채찬	취나물무침	물미역무침	굴무생채	쑥갓나물	무숙채나물	시금치나물	고사리나물	취나물된장무침	죽순볶음	머위대들깨무침
	김치	포기김치	포기김치	포기김치	포기김치	포기김치	포기김치	포기김치	포기김치	포기김치	포기김치
점심	밥	기장밥	현미밥	수수밥	율무밥	강낭콩밥	기장밥	현미밥	수수밥	율무밥	강낭콩밥
	국	두부찌개	버섯전골	동태매운탕	두부호박찌개	쇠고기무국	곰탕	콩나물국	동태지리	토란탕	두부찌개
	육류찬	완자전	두부구이양념장	편육무침	산적구이	고등어오븐구이	삼치양념구이	편육채	소고기육회	두부고기전	산적구이
	부찬 1	고등어무조림	해파리겨차채무침	죽순느타리볶음	갈치무조림	두부조림	호박전	다시마쌈	해파리겨자채무침	민어양념구이	병어무조림
	야채찬	콩나물무침	호박나물	고사리나물	더덕양념무침	취나물무침	물미역초회	고구마당근스틱	고비나물	콩나물무침	시금치나물
	김치	포기김치	백김치	포기김치	백김치	오이소박이	포기김치	보쌈김치	알타리김치	포기김치	포기김치
		인절미/우유	비스킷/우유	고구마 반 개/우유	식빵/우유						
저녁	밥	수수밥	율무밥	강낭콩밥	기장밥	밤은행밥	수수밥	율무밥	강낭콩밥	기장밥	현미밥
	국	사태탕	콩나물국	시금치된장국	부대찌개	냉이된장국	아욱된장국	다시멸치미역국	시금치국	미역국	우렁이된장국
	육류찬	동태포전	쇠고기피망볶음	쇠고기찹쌀말이	잡채	오향장육	장조림	조기구이	불고기	양배추고기말이	미트볼조림
	부찬 1	표고버섯볶음	연북어양념구이	참치무조림	고비볶음	동태살볶음	갈치구이	더덕양념구이	참치양념구이	연어훈제육/소스	조기구이
	야채찬	도라지생채	다시마/초고추장	고구마당근스틱	느타리버섯초회	콩나물무침	도라지생채	표고버섯된장소스	애호박찜	미나리무침	부추나물
	김치	석박지	포기김치	포기김치	오이소박이김치	포기김치	알타리김치	포기김치	포기김치	포기김치	포기김치

소음인

구분	날짜	1일	2일	3일	4일	5일	6일	7일	8일	9일	10일
아침	밥	차조밥	현미밥	찹쌀잡곡밥	조잡곡밥	기장밥	현미밥	찹쌀잡곡밥	현미밥	찹쌀잡곡밥	현미밥
	국	감자맑은국	버섯국	배추국	김치해장국	쑥국	북어국	냉이된장국	순두부찌개	동태맑은탕	순두부김치국
	육류찬	가자미양념구이	조기구이	닭살장조림	민어구이	참치무조림	고추잡채	불고기	조기구이	소고기장조림	동태살볶음
	부찬 1	메추리알고추조림	꼬막양념장	멸치고추장볶음	연근조림	머위대들깨무침	계란찜	두부조림	뱅어포볶음	연근전	감자햇조림
	야채찬	시금치무침	다시마튀각	부추겉절이	깻잎나물	고사리나물	취나물된장무침	쑥갓나물	꽈리고추양념찜	깻잎나물	취나물무침
	김치	포기김치	포기김치	포기김치	포기김치	포기김치	포기김치	포기김치	포기김치	포기김치	포기김치
점심	밥	현미밥	기장밥	현미밥	찹쌀잡곡밥	조잡곡밥	기장밥	차조기장밥	기장밥	자조밥	기장밥
	국	대구매운탕	추어탕	닭개장	호박된장국	달래된장국	사리곰탕	미역국	배추국	김치전골	콩나물국
	육류찬	닭안심야채볶음	대구포무침	동태전	불고기	칠면조양념볶음	장어구이	갈치구이	닭불고기	청어구이	민어구이
	부찬 1	홍합살무생채	땅콩조림	표고버섯볶음	감자야채볶음	해파리겨자채	부추겉절이	대구포조림	멸치고추볶음	봄동나물	닭다리카레조림
	야채찬	냉이나물무침	꽈리고추양념찜	두릅초무침	봄동겉절이	파무침	사과샐러드	콩나물무침	도라지무침	감자야채볶음	고추조림
	김치	포기김치	포기김치	갓김치	갓김치	포기김치	포기김치	포기김치	포기김치	포기김치	포기김치
저녁	밥	찹쌀잡곡밥	조잡곡밥	기장밥	현미밥	찹쌀잡곡밥	조잡곡밥	옥수수밥	조잡곡밥	기장밥	좁쌀밥
	국	달래된장국	미역국	감자두부찌개	감자다시마국	대구탕	토란탕	홍합탕	감자맑은국	명태찌개	맑은무채국
	육류찬	칠면조양념불고기	갈치무조림	농어양념구이	꽁치구이	닭강정	닭도리탕	꽁치김치조림	가자미무조림	고추잡채	우불고추장볶음
	부찬 1	뱅어포볶음	양배추쌈/쌈장	연두부양념	메추리알장조림	두부전	다시마튀각	더덕양념구이	꼬막양념장	닭살튀김/겨자소스	봄동겉절이
	야채찬	미나리생채	달래무침	콩나물무침	냉이무침	시금치나물	무생채	미역초무침	표고버섯볶음	달래무침	물미역쌈/초장
	김치	갓김치	포기김치	포기김치	포기김치	포기김치	포기김치	포기김치	포기김치	포기김치	포기김치

찾아보기

ㄱ

ㄴ

ㄷ

ㄹ

ㅁ

ㅂ

이의주 李義柱

한의학 박사, MBA
경희대학교 한의학과 졸업, 동 대학원 석사, 박사학위 취득(체질의학)
현재 대한한의학회 사상체질의학회 부회장 겸 학술편집이사
경희대학교 한의과대학 사상체질과 교수
경희대학교 한방병원 사상체질과 과장

주요 저서

『사상의학』(집문당)
『사상체질과 임상편람』(한미의학)
『四象体质医学 像韩国人一样保健』(집문당)

주요 논문

사상인의 형태학적 연구
이제마의 사상철학에 대한 연구
사상체질분류에 의한 체질식이의 효과 및 활용성에 대한 연구
사상체질별 운동법
사상체질진단지(SDQ)개발
3차원 안면자동분석 체질진단기 개발 외 다수

특허

「사상체질자동진단기」(2008년)

유정희 柳婔希

간호사, 한의학박사
경희대학교 한의과대학 석사, 박사학위 취득
경희대학교 간호과학대학 석사학위 취득
University of Maryland, Johns Hopkins University
박사 후 연구원

주요 논문

Hybrid model을 이용한 체질간호 이론 개발
Sasangin Diagnosis Questionnaire (SDQ):
Test of Reliability
Acupuncture for peripheral joint osteoarthritis
Sasang Constitutional Medicine and Traditional
Chinese Medicine: A Comparative Overview 외 다수

체질과 건강
태양인 소양인 태음인 소음인
값 12,000원

2012년 3월 5일 1판 1쇄
2013년 10월 30일 1판 3쇄

저 자 이의주 · 유정희
발 행 인 임 동 규
발 행 처 **집 문 당**
주 소 110-360 서울시 종로구 돈화문로 82
등 록 1971. 3. 23. 제300-2012-69호
영 업 부 (02)743-3192~3 팩스(02)742-4657
전자우편 sale@jipmoon.co.kr
편 집 부 (02)743-3096~7 팩스(02)743-0227
전자우편 edit@jipmoon.co.kr
홈페이지 www.jipmoon.co.kr

ISBN 978-89-303-1556-2

이 도서의 국립중앙도서관 출판시도서목록(CIP)은 e-CIP홈페이지(http://www.nl.go.kr/ecip)와 국가자료공동목록시스템(http://www.nl.go.kr/kolisnet)에서 이용하실 수 있습니다.
(CIP제어번호: CIP2012000674)